Julius Jacobson

Ein neues und gefahrloses Operationsverfahren zur Heilung des grauen Staares

Julius Jacobson

Ein neues und gefahrloses Operationsverfahren zur Heilung des grauen Staares

ISBN/EAN: 9783743496675

Hergestellt in Europa, USA, Kanada, Australien, Japan

Cover: Foto ©berggeist007 / pixelio.de

Manufactured and distributed by brebook publishing software (www.brebook.com)

Julius Jacobson

Ein neues und gefahrloses Operationsverfahren zur Heilung des grauen Staares

Ein neues und gefahrloses

Operations-Verfahren

zur Heilung

des

grauen Staares

von

Prof. Dr. Julius Jacobson.

BERLIN, 1863.
Verlag von Hermann Peters.

Eine Uebersetzung in fremde Sprachen behalten sich Verfasser und Verleger vor.

Ein neues und gefahrloses

Operations-Verfahren

zur Heilung

des

grauen Staares

von

Prof. Dr. Julius Jacobson.

BERLIN, 1863.

Verlag von Hermann Peters.

Eine Uebersetzung in fremde Sprachen behalten sich Verfasser und Verleger vor.

MEINEM

LIEBEN LEHRER UND FREUNDE

A. v. GRAEFE.

Wenn die kleine Schrift, die ich hiermit der Oeffentlichkeit übergebe, einigen Werth beanspruchen darf, so weiss ich sehr wohl, dass derselbe mehr in der Wahl des Themas, als in der Bearbeitung liegt, deren Unvollkommenheiten der Leser damit entschuldigen mag, dass ich keine Monographie über Staaroperationen, sondern eine Beschreibung und Begründung meiner neuen Methode zu geben beabsichtigte. Ist es im Allgemeinen keine unverdienstliche Thätigkeit, die Gefahren chirurgischer Heilverfahren zu beschränken, so wird jeder dahin zielende Versuch für die Staar-Extraction in's Besondere Beachtung verdienen, so lange nicht geläugnet werden kann, dass ein Theil der ungünstig verlaufenden Fälle noch immer als Opfer der Methode, nicht ihrer ungeschickten Executirung aufzufassen ist. Zur Einführung neuer Operationen aber (mögen sie noch so sorgfältig ausgedacht sein) bedarf es immer einer Anzahl controllirender Versuche, die gewissenhaft beobachtet übereinstimmende Resultate gegeben haben und zahlreich genug sind, um zu statistischen Schlüssen zu berechtigen.

Was mein Operationsverfahren anbetrifft, so habe ich die ersten überraschend günstigen Erfolge eher mit Misstrauen, als mit besonderer Vorliebe betrachtet und habe die Versuche bis zur Veröffentlichung drei Jahre lang fortgesetzt, weil mich kein andres Streben leitete, als das eine, die Richtigkeit oder Hinfälligkeit meiner Ansichten experimentell zu prüfen. Deshalb glaube ich, gestützt auf eine grosse Anzahl übereinstimmender Resultate, dass diejenigen Fachgenossen, die die Methode nachmachen wollen, zu denselben oder ähnlichen Ergebnissen, wie ich, kommen müssen, wenn sie sich genau an die gegebenen Vorschriften halten. —

Ich sehe meine Arbeit als eine für jeden Arzt leicht verständliche, rein klinisch-experimentelle an, habe sie deshalb nicht durch Graefe's Archiv, sondern als Monographie veröffentlicht — ein Weg, auf dem sie vielleicht auch vielen Kollegen in die Hände kommt, die sich nicht speciell oculistisch beschäftigen. Gewidmet ist sie demjenigen, der den Grund für die neuere Ophthalmologie allein gelegt, der durch direkte oder indirekte Anregung Theil genommen an den besten ophthalmologischen Leistungen der letzten zehn Jahre, dem ich mich freue, hiermit einen kleinen Theil meiner herzlichen Dankbarkeit zeigen zu können.

Die üblichen Operationen zur Heilung des grauen Staares lassen sich unter drei Haupt-Methoden zusammenfassen. Nach der einen soll die Linse, nachdem man ihre vordere Kapsel in grösserer oder geringerer Ausdehnung gespalten, dem humor aqueus zugänglich und dadurch resorbirbar gemacht werden, durch die beiden anderen sucht man eine direkte Entfernung des Staares aus dem Pupillargebiete entweder durch Umlegen in den Glaskörper oder durch Extraction aus einer in der Hornhaut angelegten Schnittwunde zu erreichen.

Die erste, die verschiedenen Arten der Discision zusammenfassende Methode gab ursprünglich die besten Resultate bei weichen Staaren. Aus diesem Gebiete ist sie durch die lineare Extraction fast verdrängt, während ihr auf der entgegengesetzten Seite die Möglichkeit einer vortheilhaften Anwendung gegen consistentere Staare durch die Verbindung mit Iridectomie nach v. Graefe's Vorschlag eröffnet worden ist.*) Es scheint, als müsse für manche Cataracta secundaria und Cataracta membranacea, für einzelne Formen des Schichtstaares, für Staare des kindlichen Alters die Discision auch jetzt noch durchschnittlich anderen Operationsweisen vorgezogen werden; auch wird man es nicht immer umgehen können, sehr ungleichmässig cataractös veränderte Linsensysteme des späteren Alters, die nicht reifen wollen,

---

*) v. Graefe's Archiv V. 1.

durch vorsichtige Nadeloperationen für die lineare Extraction vorzubereiten; damit sind aber auch die äussersten Grenzen für die Anwendbarkeit einer Methode gesteckt, die trotz dem geringen operativen Trauma keineswegs zu den gefahrlosen zählt und eine für den Kranken und Arzt gleich ermüdende Heilungszeit (kaum weniger als 2 bis 6 Monate) beansprucht.

Die zweite Operationsweise, die wir der Kürze wegen Reclination nennen wollen, indem wir alle Versenkungen der Linse in den Glaskörper unter diesem Namen zusammenfassen, war bis vor wenigen Decennien in der Therapie der Cataracten monopolisirt; sie hat Tausenden Erblindeter zu ihrem Sehvermögen verholfen und unter den chirurgischen Heilmitteln einen der ersten Plätze eingenommen. Heutzutage ist sie vielleicht als Ausnahmeverfahren zu statuiren, meiner Ueberzeugung nach auch als solches nicht. Der Streit um ihre Berechtigung als Hauptmethode ist nicht mehr a priori zu führen; denn die Bedeutung der gewichtigsten theoretischen Gründe würde gegen das Zahlenverhältniss zwischen glücklich und unglücklich verlaufenen Operationen nicht Stich halten. Mag man im Allgemeinen den Werth der Statistik zur Lösung therapeutischer Probleme gering anschlagen, mag man die Grenzen, innerhalb deren statistische Angaben zu Schlüssen berechtigen, noch so enge ziehen, — gewisse Zahlen-Uebereinstimmungen, die durch die Literatur gehen, sprechen zu deutlich, als dass sie ignorirt werden dürften. Als Probe führe ich die folgenden, aus der neueren Zeit herrührenden Beobachtungen an:

Fr. Jaeger[*]) giebt auf
728 Extractionen 33 verunglückte, also 1:22 circa
129 Reclinationen 21   „   „   1: 6   „

---

[*]) E. Jaeger's Dissertation von 1844, die allerdings nach Arlt einige Rechnenfehler enthält.

Ed. Jaeger*) giebt auf
114 Extractionen 7 verunglückte, also 1 : 16 circa
81 Reclinationen 12 „ „ 1 : 7 „
Arlt**) giebt auf
540 Extractionen 41 „ „ 1 : 13 „
82 Reclinationen 14 „ „ 1 : 6 „
Rivaud-Landrau***) giebt auf
2073 Extractionen 201 „ „ 1 : 10 „
177 Reclinationen 50 „ „ 1 : 3½ „

Ein Blick auf die Tabelle lehrt, dass die herrschende Operationsmethode die Extraction sein muss. Ob die Reclination nur beschränkt oder ganz verworfen werden soll, wird sich nach Erledigung einiger Fragen ergeben, die ich zu beantworten beabsichtige. Giebt es eine Cataract, die für die Extraction Gefahren bietet und für die Reclination geringere oder gar keine? — Wenn es solche Cataract giebt, haben wir diagnostische Merkmale, um sie vor der Operation zu erkennen? — Sind wir im Stande die uns bekannten Gefahren des üblichen Extractionsverfahrens durch Modificationen desselben zu beseitigen? — Lässt sich die letzte Frage positiv entscheiden, dann braucht man bei den beiden ersten nicht lange zu verweilen; deshalb halte ich es für zweckmässig mit einer Betrachtung der gebräuchlichen Extractionsmethoden, ihrer Gefahren und der gegen sie aufgestellten Contraindicationen zu beginnen. —

Die Extraction des grauen Staares durch eine Hornhautöffnung wird auf zwei Hauptarten ausgeführt, von denen die ältere die Linse durch eine halbkreisförmige, innerhalb des limbus corneae gebildete Lappenwunde austreten lässt, während die neuere das

---

*) E. Jaeger. Ueber Staar und Staaroperationen. 1854.
**) Lehrbuch der Augenkrankheiten.
***) Annales d'oculistique XLVII. Livre 1 und 2. 1862.

operative Trauma dadurch vermindern will, dass sie an Stelle der Lappen- eine lineare Schnittwunde setzt. An letztere lehnen sich zwei von v. Graefe und Waldau angegebene Operationsverfahren zur Auslöffelung des Staares. Die Anhänger der neueren Methoden schildern die Gefahren des Lappenschnitts so beängstigend, dass wir mit offenen Armen ihren Verbesserungen entgegen kommen möchten, aber auch die Verfechter der alten Extraction verlangen Gehör und sagen, es sei mit ihrem Verfahren nicht so ängstlich, wie es aussehe, und alle bisher bereitwilligst angebotenen Surrogate würden ihre Operation nie verdrängen, sondern höchstens in seltenen Fällen ergänzen oder ersetzen. Mitunter widersprechen sich die Urtheile beider Parteien Wort für Wort, es ist, als ob jeder nur seinen eigenen Beobachtungen starr nachgehe und von den Erfahrungen Anderer keine Notiz nehmen wolle, während doch gerade in praktisch-therapeutischen Fragen die gewissenhafteste Berücksichtigung fremder Resultate unerlässlich nothwendig ist. — Am wenigsten Gnade findet die alte Lappen-Extraction vor Waldau: „Jeder, der eine grössere Zahl von Lappen-Extractionen mit Bogenschnitt ausgeführt hat, wird mit mir empfinden, wie drückend das Bewusstsein ist, Patienten einem Verfahren zu unterwerfen, dessen Resultat so ganz ausser unserer Berechnung liegt" und kurz darauf: „das Streben nach Beseitigung einer Operationsmethode, die an die Natur zu übertriebene Anforderungen stellt, um immer hinreichende Willfährigkeit zu finden.*)" Weniger ungünstig spricht sich Pagenstecher**) aus, der für die Auslöffelung nach Waldau nur zwei Kategorien von Staaren abzweigt:

---

*) Die Auslöffelung des Staares. Ein neues Verfahren von Dr. med. Adolph Schuft. Berlin 1860. Peters.

**) Pagenstecher. Klinische Beobachtungen aus der Augenheilanstalt zu Wiesbaden. 1861.

„1) solche, die der Kerngrösse wegen nicht mehr durch den einfachen linearen Schnitt zu entbinden sind, hingegen mit einem Löffel durch eine etwa 3′′′ lange Wunde herausbefördert werden können, 2) solche, die zwar den Lappenschnitt indiciren, hingegen bei Störungen im Allgemeinbefinden des Patienten die Anwendung eines anderen Operationsverfahrens wünschenswerther machen, dessen Chancen weniger vom Allgemeinbefinden des Kranken abhängen, als es leider beim Lappenschnitt der Fall ist. Kann man auch von der Auslöffelung hier kein so günstiges Resultat erwarten, wie unter anderen Umständen von dem Lappenschnitt, so ist der Erfolg des ersteren Verfahrens ungleich sicherer, wie er auch ausfallen mag, als der des letzteren, bei dem man unter diesen Verhältnissen Alles auf's Spiel setzt." — Dem entgegen berichtet Dr. Albert Mooren*): „von allen den glänzenden Erwartungen, die ich auf das Waldau'sche Verfahren gesetzt hatte, hat sich auch nicht eine einzige realisirt. Zweiunddreissig Fälle habe ich nach dieser Methode operirt und zwar mit so entschieden ungünstigem Erfolge, dass zehn Augen zu Grunde gingen etc." Dr. Mooren hat glänzende Erfolge von der alten Extraction, die er aber erst ausführt, nachdem er acht bis vierzehn Tage vorher eine Iridectomie geschickt hat. — Zehender urtheilt nach ausführlicher Besprechung der Waldau'schen Methode: „Trotz aller hervorgehobenen Vorzüge (der Linearextraction und Auslöffelung) wird indess die Bogenschnittextraction als Normalverfahren bei der operativen Heilung des grauen Staares ihre Geltung und Bedeutung wohl noch lange Zeit, wenn nicht

---

*) Die verminderten Gefahren einer Hornhautvereiterung bei der Staar-Extraction von Albert Mooren. 1862.
**) Handbuch der gesammten Augenheilkunde von Eugen Seitz. Fortgesetzt von Dr. Wilhelm Zehender. 1861.

für immer behalten;" — fast wörtlich das Gegentheil von Waldau's: „ich möchte die Extraction mit Lappenschnitt als ein Ausnahme-Verfahren betrachtet wissen und dasselbe nur beim Zusammentreffen folgender Punkte einschlagen etc." und „entbehren können wir dieselbe jetzt immer, indem wir sie durch ein sicheres Verfahren ersetzen, dessen Resultat, wenn wir die Form der Pupille übersehen, ein eben so vollkommenes ist, wie das einer geglückten Lappen-Extraction." Diese kleine Auswahl diametral gegenüberstehender Urtheile liesse sich aus der neueren Literatur noch erheblich vergrössern, doch reichen die wenigen angeführten Citate wohl aus, um eine eingehendere Besprechung der Fragen zu rechtfertigen, worin die Gefahren der Lappen-Extraction liegen, und ob man sie durch die lineare Extraction mit oder ohne Auslöffelung zu beseitigen im Stande ist."

Die Hornhautwunde an und für sich wird im Allgemeinen für keine erhebliche Verletzung angesehen; selbst Waldau als Gegner des Lappenschnittes behauptet: „in bei Weitem der grössesten Anzahl verunglückter Extractionen würde die Heilung des einfachen Schnittes ohne die geringsten Hindernisse vor sich gegangen sein." Nehmen wir des Beispiels halber für die Hornhautvereiterung nach Lappen-Extractionen das Zahlenverhältniss von 10 zu 100, so würde die „bei Weitem grösseste Zahl", also mindestens 7, nicht in Folge der reinen Hornhautverletzung zu Grunde gehen, und es würden dann höchstens 3 Procent Kranker übrig bleiben, bei denen der Lappenschnitt an und für sich schon die Eiterung zur Folge haben könnte. In diese geringe Zahl würden die Hornhäute derjenigen gehören, bei denen auch anderweitige Wunden leicht eitern, die deshalb nach v. Graefe eine ungünstige Prognose geben, und die alter marastischer Leute mit atrophischen Hautdecken, fettiger Metamorphose der Augenmuskeln, hochgradiger Arteriosclerose.*) Diese letzte Gattung aber liefert nach Mooren's Ansicht für die reine Hornhauteiterung auch nur ein kleines Contingent, weil bei ihr die Ernährungsstörung der Cornea erst als Folge einer einfachen oder durch zurückgebliebene Linsenreste entstandenen Iritis anzusehen und, wenn die Beseitigung der Iritis gelingt, auch zu verhindern ist. Mooren nimmt ausser den häufigeren Cornealvereiterungen in Folge von Iritis noch reine Abscedirungen durch Schrumpfung des Lappens an, bei denen die entzündlichen, früh oder spät sich hinzugesellenden Erscheinungen dadurch hervorgerufen werden, dass das innere Auge den Schutz der Hornhaut entbehrend der Einwirkung der Thränenfeuchtigkeit und dem Zutritt der Luft ausgesetzt ist. Er hat von 97 Extractionen 11 verloren, davon eine durch intraokulare Blutung, eine durch totale Verflüssigung des Glaskörpers, sieben durch Vereiterung der Hornhaut (bei hochbetagten und sehr geschwächten Individuen in Folge von Iritis), zwei durch Iritis mit Panophthalmitis bei Patienten, deren Iris er mit dem Häkchen zu stark gezerrt hatte. Ich halte es für ein grosses Verdienst der Mooren'schen Arbeit, indirect darauf hingewiesen zu haben, dass auch in sehr hohem Alter und bei sehr herabgekommenen Kräften die Hornhautverletzung an sich fast gefahrlos ist. Hat er doch von 97 Extractionen keine an reiner, primärer Hornhauteiterung verloren! Unter den nächsten 59 Extractionen, die er nach vorhergegangener Iridectomie ausgeführt, finden wir 2 Hornhautvereiterungen, die ich ihrer Wichtigkeit wegen citire:

    1) „Patientin ist die Personification der Schwäche und Hinfälligkeit. Seidendünne Haut. Vor 1½ Jahren war das eine Auge, welches von mir extrahirt war,

---

*) Archiv V. A. p. 167.

durch Lappenvereiterung zu Grunde gegangen. Trotz vollkommener Pupillarerweiterung wird mehrere Monate vor Operation des zweiten Auges Iridectomie gemacht, die Heilung erfolgt bald, aber mit Collabiren des Hornhautlappens. (?) Vornahme der zweiten Extraction den 2. Mai 1861. Leichte Entfernung der Linse, Retraction des Lappens. Druckverband. Totale Vereiterung der Cornea schon am zweiten Tage." (l. c. p. 21.)

2) „Allgemeine Körperschwäche, so dass Patient nur auf einem Stabe gestützt gehen kann. Der Unterkiefer hängt in Folge der grossen Schwäche herunter. Beiderseitige Pupillarerweiterung nur um $1/_2$ der Breite des Irisringes. Zwei Coremorphosen am 7. September, zwei Extractionen am 14. September. Rechts Vereiterung der Hornhaut ohne alle Entzündung, links ungestörte Heilung und gutes Gesicht."

Der zweite Fall ist zur Erklärung der reinen Corneal-Suppuration nicht zu gebrauchen, weil vielleicht eine ungünstige Stellung des unteren Augenlides den Lappen beschädigt, vielleicht eine zu rasche Aufeinanderfolge der Iridectomie und Extraction nicht ertragen worden ist, der erste, bei dem übrigens das Alter der Patientin nicht angegeben, scheint zu den überaus seltenen zu gehören, die den Cornealschnitt nicht vertragen; vor $1^1/_2$ Jahren ist das eine Auge vereitert, später auf dem zweiten trotz vorhergegangener Iridectomie, bei der die Hornhaut auch schon collabirte, Retraction des Lappens und Suppuratio bulbi in zwei Tagen erfolgt — gewiss ein aussergewöhnlich unglückliches Resultat. Hüten wir uns aber, daraus irgend einen allgemeinen Schluss zu ziehen, und hüten wir uns namentlich, die allgemeine Hinfälligkeit und die Hautbeschaffenheit anzuklagen! Wenn wir in Mooren's 57 Berichten über Extractionen 21mal trotz aussergewöhnlich dünner Beschaffenheit der Haut einen guten Operations-Ausgang finden, wenn wir unter andern pag. 22 eine anämische und im höchsten Grade eingefallene Kranke, pag. 23 ein Bild der Hinfälligkeit und Schwäche, pag. 24 eine 79 Jahre alte, von der Last der Jahre und Arbeit gebückte, pag. 25. eine im äussersten Grade marastische und pag. 29 ein Bild des Elends, der Hinfälligkeit und der Anaemie ihr Augenlicht wieder erhalten sehen (diese Beispiele lassen sich vermehren) — dann sollte man glauben, die allgemeine Ernährung und die Hautbeschaffenheit trübten die Prognose für die Anheilung des Hornhautlappens wenig oder gar nicht. Ich habe in meiner eigenen Operations-Praxis meine Aufmerksamkeit von je her auf diesen Punkt gelenkt, bekenne mich aber vollständig ausser Stande, für die sehr seltene reine Cornealvereiterung Ursachen anzugeben, die mehr Werth als den reiner Hypothese hätten. Der Curiosität wegen erwähne ich bei dieser Gelegenheit folgenden Fall, den ich im Sommer 1861 erlebt: „68jährige Patientin, höchst marastisch, dünne Haut — Extraction einer harten Cataract mit gewöhnlicher Lappenbildung nach unten — 12 Stunden nach der Operation Anschwellung der rechten grossen Zehe, die schon am nächsten Tage gangränös wird, von da an aufsteigende Gangraena senilis, die in vier Wochen den halben Unterschenkel ergreift und zum Tode führt. Zwei Tage nach der Extraction war die Cornealwunde ohne Spur von Gefässbildung am Auge, ohne Iritis geheilt und blieb es trotz Marasmus." So wie in diesem Fall der zum Tode führende Marasmus ohne Einfluss auf die locale Wundheilung geblieben, so findet man durchschnittlich, dass allgemeine Ernährungsverhältnisse keinen hervorragenden Theil an dem unglücklichen Ausgang haben. Dafür spricht unter Anderm, dass Vereiterung einer Cornea keinen Schluss auf das Heilungsvermögen der andern gestattet — eine Erfahrung, die jeder Operateur gemacht hat, und für die der zweite, oben citirte Fall von

Mooren einen neuen Beweis liefert. — Stellwag von Carion behauptet: dass die Pathogenese der Cornealvereiterung mit dem schlechten Heilen anderer Wunden, Marasmus, trockner Haut etc. nicht erschöpft sei, sondern dass vielmehr nicht gehöriges Anpassen des Lappenrandes an den peripheren Wundrand der Cornea dabei wesentlich mitwirke, vielleicht gar den nächsten Grund der Hornhautaffection abgebe." Er stützt sich hierbei auf die Erfahrung, dass Hornhauteiterung gerade bei voluminösen Staaren, die leicht (also durch eine grosse Oeffnung) austreten, nicht selten ist, und meint, es liege daran, dass nach dem Austritt der Linse sich die Krümmung des vorderen Bulbusabschnitts verändere und der Lappen um so weniger passen könne, je grösser er angelegt sei." — Dass das Nichtanpassen wesentlich mitwirke, ist nicht anzunehmen. Dagegen spricht die alte Erfahrung, dass nicht zu zu grosse Glaskörpervorfälle kaum für schädlich angesehen werden, dass ferner das starke Einsinken des Corneal-Lappens bei Operationen unter Narcose keinen ungünstigen Erfolg hat, dass endlich die Heilung gerade der grossen Lappen, wie wir im Folgenden sehen werden, trotz vorhergegangenen Einsinkens die besten Chancen bietet. — Somit werden wir uns wohl mit der Erfahrung begnügen müssen, dass nicht jeder Hornhautlappen per primam intentionem anheilt, können aber wenigstens die Zahl Vereiterungen, bei denen der Hornhautschnitt sicher die einzige Ursache ist, als verschwindend klein ansehen. —

Welche Vorgänge bei der Staar-Extraction sind es ausser der Lappenbildung selbst, die die Heilung der Hornhautwunde gefährden? Welche Mittel giebt es, diese Gefahren zu eliminiren?

Die erste Frage ist leicht zu beantworten. Ich gebe Waldau vollkommen Recht, wenn er den Durchtritt der

Linse für ein Trauma ansieht, von dem es zu verwundern ist, dass es nicht öfter verderbliche Folgen hat. Der Durchtritt der Linse nach regelrechter Eröffnung der Kapsel wird vorzugsweise durch dreierlei Umstände erschwert: 1) durch eine zu kleine Hornhautwunde, 2) durch sehr enge Pupille und den Widerstand der Iris, 3) durch ungünstige Cohaesions-Verhältnisse der nicht gleichmässig consistenten und nicht gleichmässig von der Kapsel gelösten Linsensubstanz. Die daraus erwachsenden Uebelstände sind theils Quetschung des Irissegmentes, über das die Linse hinweggeht, mit Quetschung des Corneal-Lappens bis zum Umklappen oder Einknicken an der Basis, — theils Zurückbleiben abgestreifter Linsenmassen entweder hinter der Iris, von wo sie mitunter bei aller Kunst nicht vollständig entfernt werden können, oder zwischen den Wandungen der weit aufgerissenen Kapselhöhle. Ueber die Nachtheile eines im Verhältniss zu dem Linsendurchmesser zu kleinen Hornhautlappens giebt es keine Meinungsverschiedenheiten, dagegen wird der Widerstand der Iris beim Linsendurchtritt vielfach unterschätzt. Man ersieht das aus den Gründen, die namhafte Ophthalmologen, hauptsächlich englische, gegen die Zweckmässigkeit der Pupillenerweiterung vor der Lappen-Extraction anführen: „die Erweiterung der Pupille soll beim ersten Operationsakte die Gefahr der Irisverletzung vergrössern, weil die Iris dicker wird, sie soll Glaskörpervorfall begünstigen; es soll ferner der Vortheil der Pupillarerweiterung illusorisch sein, weil die Pupille nach Abfluss des humor aqueus sich doch ad minimum zusammenziehe, und die Iris gar keine Spannung habe, also jeden Staar mit grösster Leichtigkeit durchlassen würde, wenn die Hornhaut nicht Widerstand leistete."*) Ich kann mich nach sorg-

---

*) Zehender. (Handbuch der gesammten Augenheilkunde von Dr. Seitz, fortgesetzt von Zehender. 1861.)

„Die Atropin-Erweiterung ist daher für die bequemere Kapseleröff-

fältiger eigener Beobachtung sowohl, wie aus Gründen der Theorie zu keinem dieser Bedenken bekennen. „An leichtere Verletzung der Iris, weil sie dicker geworden ist," glaube ich nicht; ich habe seit 8 Jahren vor fast jeder Extraction die Pupille dilatirt und kann behaupten, dass grade Verletzungen der Iris zu den allerseltensten Zufällen gehört haben. Es ist mit dem „Dickerwerden" nicht weit her, denn das freie Auge erkennt kaum eine Verminderung des Abstandes zwischen Hornhaut und Regenbogenhaut. Da aber unser Auge und das Gefühl des aufgehobenen Hornhautwiderstandes, das die operirende Hand vermittelt, die einzige Sicherheit gegen zu tiefes Einstechen der Messerspitze geben, da ferner die Richtung für die Fortführung des Messers parallel zur Irisebene genau bestimmt ist, so kann man an Verletzung der Iris kaum denken, wenn nicht besondere Zwischenfälle (Unruhe des Kranken, Ungeschicklichkeit des Assistenten etc.) eintreten, bei denen auch die dünnste Regenbogenhaut vor der Messerspitze nicht sicher ist. „Mit der Begünstigung des Glasköpervorfalls" hat es eben so wenig Noth. Ich habe eigentlich keine rechte Vorstellung davon, wie und wann er durch die künstliche Mydriasis begünstigt werden soll, denn bekanntlich hält die vollständige Mydriasis nur so lange vor, bis der humor apueus abgeflossen ist, also höchstens bis zu Beendigung des Lappenschnittes. Soll das Corpus vitreum schon im ersten Operationsakt austreten? Befürchtet man bei dem einfachen Hornhautschnitt so zu drücken, dass die Zonula zinnii gesprengt und der Glaskörper an der noch intak-

---

nung völlig unnütz und eben so wenig nützlich ist sie zur Erleichterung des Durchtritts der Cataract durch die Pupillaröffnung."

„Die Iris hat gar keine Spannung und würde für sich jeden Staar mit grössester Leichtigkeit durchtreten lassen, wenn nur die Hornhautwunde den Durchtritt nicht erschwerte."

ten Linse vorbei herausgedrängt wird? Oder denken die Gegner der Atropinisirung an Complication mit totaler Synchysis und Verlust der Zonula? In solchen Fällen hilft ihnen auch die engste Pupille Nichts, denn die Flüssigkeit sickert unter dem konstanten Drucke der Augenmuskeln langsam aus, bis der Bulbus auf einen gewissen Grad collabirt ist. Wenn aber von Glaskörpervorfall nicht im ersten Akte der Extraction die Rede sein soll, dann hat man die Mydriasis nicht mehr zu fürchten, weil sie schon vorüber ist, weil nach Abfluss des humor aqueus die vollständig dilatirt gewesene Pupille mittelweit und mitunter auch noch enger geworden. Diese Contraction oder richtiger gesagt Verbreiterung der Iris nach Abfluss des Kammerwassers hat zu dem Irrthume geführt, die Mydriatica seien für den Akt der Kapseleröffnung unnöthig, denn die Pupille ziehe sich doch zusammen. Es kommt ausserordentlich selten vor, dass sich eine Tage lang mit Atropin behandelte Iris nach Beendigung des Lappenschnittes bis auf die normale Pupillenenge ausdehnt; die fast constante Regel ist, dass eine mehr oder weniger ausgiebige Dilatation der Pupille die ganze Operation überdauert. Die Vortheile dieser Dilatation wird der gewiss nicht zu gering anschlagen, der in der Lage gewesen ist, bei stecknadelkopfgrosser Pupille das Cystitom einzuführen und damit eine hinreichend grosse Wunde in die Linsen-Kapsel ohne Verletzung des margo pupillaris einreissen zu wollen. — Zehender's Behauptung, dass die Iris keine Spannung habe und keinen Widerstand leiste, widerlegt die Erfahrung zur Genüge. Hat man nämlich vor der Operation an einem reizbaren Auge nicht atropinisirt, oder hat die Messerspitze die Iris gestreift oder das Cystitom bei der Eröffnung der Kapsel den Pupillarrand beschädigt, — so geschieht es nicht selten, dass die Pupille sich auf ein Minimum verengt. Soll nun die Linse durchtreten, so helfen alle Manoeuvres nicht; man sieht wohl, wie sich der vorgedrückte Linsenrand gegen den Ciliartheil der Iris stemmt und ihn vorpresst, aber die Pupille giebt nicht nach; macht man kleine Unterbrechungen, so bleibt der Sphincter hartnäckig contrahirt, und es würde zur Accouchirung der Linse Nichts übrig bleiben, als versuchsweise einen stärkeren Druck auszuüben, der möglicher Weise die Zonula sprengen könnte. Wenn man in solchen Fällen ein Stück Iris excidirt, so erfolgt der Linsendurchtritt sofort und oft so schnell, dass man jede Nachhülfe sorgfältig vermeiden muss. Da ist die kleine Cornealwunde nicht das Hinderniss gewesen, denn diese ist vor und nach der Iridectomie dieselbe geblieben, aber die Spannung der Iris war es und sie ganz allein. Diese Spannung ist, wenn auch nicht immer in gleich hohem Grade, bei jeder Extraction vorhanden und verdient unsere volle Aufmerksamkeit. Der Reiz, der sie steigert, wird durch das Corneal-Trauma an und für sich, durch die Einführung und Handhabung des Cystitoms, bei der eine leichte Berührung der Regenbogenhaut auch bei grössester Vorsicht nicht immer zu vermeiden ist, endlich durch das Andrängen der Linse und die Berührung der oberflächlichen Corticalschichten mit dem Pupillarrand gegeben. Ehe ich auf die Wichtigkeit dieser letzteren Ursache der Entzündung des Hornhautlappens näher eingehe, darf ich also dahin resumiren, dass nicht nur der Widerstand des Corneal-Lappens, sondern auch des der Lappenwunde gegenüberliegenden Irissegmentes Gefahren bei der Extraction mit sich bringe, deren Beseitigung im Interesse einer guten Heilung wünschenswerth ist. Ich stimme in dieser Beziehung vollkommen mit Waldau überein, wenn ich auch zur Erreichung des Zweckes den fast entgegengesetzten Weg eingeschlagen habe.

Lag eine Gefahr für den Corneallappen in dem Missverhältniss zwischen seiner Grösse und dem Durchmesser der Linse, so schien es mir nothwendig, den Lappen jedesmal so gross als möglich zu bilden, reichlich so gross, dass auch der voluminöseste Linsenkern mit daran haftender Corticalis hindurch treten könnte, ohne zu viel abzustreifen oder gar den Lappen gewaltsam in die Höhe zu drängen oder zu knicken. Zu diesem Zwecke habe ich den Ein- und Ausstichspunkt nicht innerhalb des limbus conjunctivae corneae gewählt, sondern in diesem selbst gerade da, wo die Cornea und Sclera vorn in einander übergehen, jedoch so, dass die Schnittwunde auf dem Durchschnitte nicht weiss ist. Es stehen diesem Verfahren die Aussprüche von Autoritäten entgegen. Bei Mackenzie (Traité pratique des maladies de l'oeil II. p. 424. trad: par Warlomont et Testelin) finde ich: elle (la section) ne doit pas être trop raprochée de la sclérotique de peur que l'iris n'étant plus suffisament soutenu vienne faire hernie. Zehender (Handbuch der gesammten Augenheilkunde von Eugen Seitz, fortgesetzt von Dr. Zehender) meint, dass bei einem zu grossen Hornhautschnitte Vordrängung oder Vorfall der Iris entstehen könne. „Die Cataract wird mit grosser Leichtigtigkeit heraustreten und der Erfolg der Operation vollkommen gelungen sein, die Gefahr aber komme erst bei der Heilung der Wunde zum Vorschein. Je grösser die Wunde, um so grösser und eingreifender ist die Verletzung und um so grösser sind die Befürchtungen einer nachträglichen, gefährlichen Entzündung. Je näher die Hornhaut an ihrer Scleralgrenze abgetrennt wird, um so tief greifender ist an dieser Stelle der Sitz der Ernährungsstörung. Es wird daher auch noch eine bedrohliche Nutritionsstörung der Hornhaut und folgeweise Vereiterung derselben zu befürchten sein." Endlich ermahnt auch Arlt, „den Schnitt innerhalb des limbus zu führen, weil dieser sich sonst bei Beendigung des Schnittes leicht ablöst, die Zipfel sich zwischen die Wundlefzen umschlagen und die schnelle Vereinigung vereiteln können. Ging der Schnitt unten so nahe an die Sclera, dass sich die Bindehaut abschälte, so muss man diese vom Hornhautlappen mit einer Scheere kurz abschneiden, damit sie sich nicht in die Wunde hineinschlage." — So schwer die Bedenken aussehen, so wenig scheinen sie mir begründet. Wenn ich keinen Augenblick anstehe, Zehender zuzugeben, dass caeteris paribus der Satz, „je grösser die Wunde, um so grösser die Verletzung", richtig ist, so ist auf der anderen Seite zu bestreiten, dass uns dieser Satz in seiner Allgemeinheit bei der Extraction etwas angeht. Hier fragt es sich nur, ob die Verbreiterung des Hornhautlappens bis an die Scleragrenze hinreichend ist, um die Chancen für das Absterben desselben zu erhöhen, und diese Frage kann ich nach mehr als 100 auf dieselbe Art ausgeführten Operationen nur dahin beantworten, dass die Vergrösserung der Wunde an sich keinen merklichen Nachtheil für die Verheilung der Wundränder hat. — Dieselbe Antwort muss ich auf die Bedenken geben, dass, je näher der Sclera, desto tiefgreifender der Sitz der Ernährungsstörung. Wenn nicht auch hiergegen die practischen, operativen Erfahrungen argumentirten, so lägen ausserdem Beobachtungen genug aus der Pathologie des Auges vor, die beweisen, dass die Heilungs-Chancen sowohl für Corneal-Verletzungen, als auch für Verschwärungen vom Limbus nach der Mitte hin schlechter werden. Man müsste also nach Analogie schliessen, dass eine Schnittwunde im gefässhaltigen Limbus günstigere Aussichten für die Heilung geben würde, als eine in der gefässlosen Cornea, und so ist es allerdings auch durch die Empirie bestätigt. Auch Arlt's Befürchtung vom Umschlagen der Zipfel zwischen die Wundränder ist mir unter der oben angegebenen, ziemlich grossen Zahl Hornhautschnitte nicht ein einziges Mal passirt. Das Abschälen der Conjunctiva halte ich für keinen Nachtheil; wenn es mir vorkam, habe ich die Conjunctiva nicht hart an der Cornea, sondern einige Linien entfernt davon durchschnitten, weil ich in dem Zusammenhange der beiden Häute keinen Nachtheil für die Heilung finde, es aber nicht für zweckmässig halte, den Rand des Corneallappens durch einen Scheerenschnitt zu bilden. Demnach bleibt als Nachtheil der grossen Lappen nur noch die Disposition zu prolapsus iridis während und nach der Operation. Diese ist ohne Zweifel vorhanden, weil der Ciliartheil der Iris bei sehr grossem Hornhautschnitt seine Stütze verliert; sie kommt aber ausser Betracht, wenn regelmässig ein breites Stück aus dem von der Linse gequetschten Irissegment excidirt wird.

Man sollte von der Iridectomie nie sprechen, ohne der Verdienste zu erwähnen, die sich v. Graefe durch Verallgemeinerung dieser Operation um die Ophthalmologie erworben. Es wird dies um so mehr nöthig, als jetzt nicht nur in französischen, sondern auch in neueren deutschen Schriften die von v. Graefe einzig und allein gefundenen und eingeführten Principien mit erstaunlicher Naivetät auf andere Namen gedruckt werden. Wie die Idee, dass Iridectomie meistens keine Entzündung setze, sondern im Gegentheil sie beseitige, nie von Anderen ausgesprochen worden, so haben wir auch den Rath, die prolabirte Iris bei der Extraction wegzuschneiden, also das vorhandene Trauma scheinbar zu vergrössern, einzig und allein den kühnen und genialen Versuchen v. Graefe's zu verdanken. Vielleicht lag es in dem Triebe, zu dem vollkommensten Resultate, nämlich zur Heilung des Auges mit runder und frei beweglicher Pupille, zu gelangen, dass v. Graefe die Irisexcision nicht ein für alle Male bei jeder Extraction ausgeführt hat.

Die Methode, den Hornhaut- und Irisschnitt zu verbinden, ist nicht neu, aber sie war in früheren Zeiten nur ein Nothbehelf, zu dem man bei Cataracta accreta griff, aus Furcht, die Linse durch die angewachsene Pupille nicht hindurchpressen zu können. In diesem Sinne erwähnt Arlt und Pilz die Extraction mit Koremorphose, wobei noch ausdrücklich davor gewarnt wird, die Pupille zu gross zu machen. Bei Arlt finden wir zu der Zeit, in der er sein Handbuch schrieb (also vor etwa acht Jahren), noch einige Scheu vor der Irisexcision. Bei Gelegenheit des Irisvorfalls nach Extraction räth er, wenn die vorgefallene Iris nicht nach einigem Zuwarten oder nach Vornahme der Sehversuche von selbst zurückweicht, sie zu reponiren, und wenn sie durch Staarreste unter den Corneallappen gedrängt wird, die Reste mittelst der Lider in die Pupille zu verschieben und dann mit dem Daviel'schen Löffel zu entfernen. Etwas dreister — allerdings auch 6 Jahre später — geht Pilz mit der Iris um. In seinem Handbuche heisst es pag. 940: „so dass die Excision eines schmalen Segmentes der Iris zunächst des Pupillarrandes von manchen Operateuren selbst als höchst vortheilhaft angerathen und unternommen wird" und bald darauf pag. 943: „bei zu grosser Pupillen-Enge soll man, um den Durchtritt der Linse zu ermöglichen, ein Stück der Iris aus dem Pupillarrande excidiren." Später schreibt Waldau (l. c.): „wenn die Chancen der Bogenschnitt-Operation durch Ausschneiden eines Stückes der Iris günstiger werden, so dürfte dieses nicht allein mit dem sonstigen Effecte der Iridectomie zu parallelisiren, sondern der Vortheil gewiss darauf zu schieben sein, dass der Ausschnitt den so stark verletzten Abschnitt der Iris entfernt." Endlich hat vor Allen, die in neuester Zeit Iridectomie bei der Extraction gemacht haben, Mooren eine besonders günstige Wirkung einer vorangeschickten Iridectomie auf die Heilung der Corneallappen beobachtet.

Was mich vor mehr als zwei Jahren dazu bestimmte, die Iris regelmässig zu excidiren, war einzig und allein die Idee, dass die Heilung sicherer und leichter erfolgen müsse, wenn es gelänge, das Stück Iris aus dem Auge zu entfernen, welches beim Durchtritt des Staares durch die Pupille die stärkste Quetschung erlitten. Im Laufe der Zeit habe ich mich davon überzeugt, dass die Operation, unter diesen Umständen gemacht, auch noch andere Vortheile biete, die sich nicht mit Sicherheit voraussehen liessen. Dass der beim Durchtritt der Linse gequetschte Iristheil, gleichviel ob er gegen die Lappengrenze hin dislocirt geblieben, oder in seine normale Lage zurückgekehrt war, fast immer der Ausgangspunkt einer Iritis wurde, davon hatte ich mir schon seit mehreren Jahren die Gewissheit geschafft, indem ich meine Extrahirten am ersten, zweiten oder dritten Tage untersuchte. Ich fand das gequetschte Irisstück fast regelmässig verfärbt, den entsprechenden Theil des Pupillarrandes häufig verzerrt und nach hinten gezogen; wenn sich die Pupille bei den frühzeitigen Untersuchungen überhaupt bewegte, so reagirte der gedrückte Theil wenig oder gar nicht, und es liessen sich dann mitunter schon kleine Synechieen an das Kapselsystem nachweisen. In intensiveren Fällen hatte sich die Entzündung weiter über die Iris verbreitet, aber immer war Verfärbung und Verwachsung im gequetschten Segmente am weitesten vorgeschritten, und auch in den meist perciniösen Fällen, in denen schon wenige Stunden nach der Operation Lidgeschwulst, starke Secretion und Ciliarschmerz eintrat, in denen der humor aqueus schnell diffus getrübt, das Irisgewebe gelblich, mitunter mit citrigen Auflagerungen bedeckt, mitunter citrig infiltrirt war, liess sich immer ein vorgerückteres

Entzündungsstadium in dem der Lappenbildung entsprechenden Iristheile nachweisen. Der gewaltsame Druck beim Durchtritte der Linse durch die Pupille kann unzweifelhaft an und für sich all diese Erscheinungen hervorrufen, aber er dauert nur einige Momente und ist nicht die einzige Schädlichkeit. Bedenken wir, dass die Linsenkapsel am weitesten nach der Seite aufreisst, nach der die Linse austritt, dass von allen Staarresten, die sich abstreifen oder zurückbleiben, — und das ist oft keine unerhebliche Partie — die meisten in der Richtung des Linsenaustritts verschoben werden und dass sie dann in unmittelbare Berührung mit der Hinterfläche der Iris gelangen können, so werden wir den möglichen Einfluss zurückbleibender, ausserhalb der Kapsel dislocirter Corticalreste auf den Ausbruch einer Iritis nicht zu gering anschlagen dürfen. Man kann sich an vielen Fällen von Cataracta secundaria leicht überzeugen, dass der dem Corneallappen entgegengesetze Pupillartheil sich bei der Anwendung der Mydriatica gut erweitert, auch wenn hinter ihm recht erhebliche Trübungen liegen, während der dem Lappen gegenüberliegende durch Verwachsung mit der Kapsel festgehalten wird. Der Reiz, den die Linsenstücke ausüben, fällt um so mehr ins Gewicht, da er fortdauert und unter Umständen sogar durch Aufquellen der fremden Körper in dem frisch abgesonderten humor aquaeus gesteigert wird. Müssen wir nun zugeben, dass Quetschung der Iris und Abstreifen oder Zurückbleiben von Linsentheilchen zu vermeiden nicht immer in der Gewalt des Operateurs liegt, dass ferner Beides Iritis erzeugen kann und auch faktisch fast regelmässig erzeugt, so gestehen wir damit eine grosse Schattenseite der üblichen Lappen-Extraction ein, denn Niemand wird sich vorher zu bestimmen getrauen, in welchen Fällen der Reiz eine ganz rückbildungsfähige oder vielleicht mit wenigen Synechieen endende, in welchen anderen er eine glaucomatöse oder eine eitrige, zu Panophthalmitis führende Iritis erzeugen müsse. Man kommt bei Beurtheilung dieser Zufälle nicht mit der bequemen Redensart aus, dass die Intensität der Entzündung dem Grade der Quetschung proportional sei; einerseits sieht man die erstaunlichsten Rohheiten beim Operiren so straflos vorübergehen, dass sie von Manchen als angenehme Zufälle erwähnt werden, andererseits hat jeder Ophthalmologe schon eitrige Iritis nach Cataract-Extraction erlebt, wo er sie nach dem operativen Eingriffe nicht im Mindesten erwartet hatte. Es kommen hierbei verschiedene Factoren in Betracht, die sich in jedem einzelnen Falle schwer in Rechnung bringen lassen: so kann man nicht immer mit Genauigkeit sagen, wie viel Reste zurückgeblieben; noch viel weniger weiss man, ob dieselben im Laufe der ersten Tage an ihrer ursprünglichen Stelle unschädlich liegen bleiben oder ob sie aus der alten Lage dislocirt wichtige Bestandtheile des Auges entzündlich reizen werden; endlich ist es keinem Operirten anzusehen, ob er auf relativ geringe Reize durch eitrige, deletäre Entzündung reagiren wird. Hiernach würden wir mit Waldau empfinden müssen, wie drückend das Bewusstsein ist, „Patienten einem Verfahren zu unterwerfen, dessen Resultat so ganz ausser unserer Berechnung liegt," wenn wir nicht aus grossen Zahlen den Trost schöpfen könnten, dass trotz all dem von 10 Extractionen etwa 9 heilen. Wenn wir also auch keinem Staarkranken bestimmen können, ob er nicht gerade der unglückliche Zehnte sein wird, so können wir doch wenigstens mit der Beruhigung ihm gegenübertreten, dass die Chancen für Gelingen gegen Misslingen wie 10 gegen 1 stehen, und dieses Bewusstsein gehört bei dem gegenwärtigen Stande der Therapie noch immer nicht zu den traurigsten. Ich glaube nun aber, dass man durch die regelmässige Excision des gequetschten Irisstückes das Zahlenverhältniss so ausserordentlich günstig stellt, dass die Operation eigentlich als absolut sicher anzuschen ist mit Ausnahme der sehr seltenen und sicher nicht erkennbaren Fälle, in denen die Hornhaut spontan vereitert. Es geschieht mit einiger Scheu, wenn ich mein bisheriges Zahlenverhältniss veröffentliche; ich habe mit der Publication desselben bis jetzt einzig und allein aus dem Grunde gezögert, weil ich den ersten überraschend günstigen Erfolgen nicht traute und weitere Resultate abwarten zu müssen glaubte. Nachdem jetzt mehr als 3 Jahre vergangen, während deren alle Extractionen in meiner Privatklinik in Gegenwart von Medizinern ausgeführt und die Heilungen registrirt worden sind, stehe ich nicht länger an, das Resultat zu publiciren, dass mir unter den letzten über 100 mit grossem Lappenschnitt und Iridectomie unter Narcose operirten Augen nur zwei zu Grunde gegangen. Von diesen beiden ist eines nicht mitzurechnen, weil durch Unvorsichtigkeit beim Andrücken der Charpie auf die Lider plötzlich eine so kolossale Masse von Glaskörper vorgepresst wurde, dass von Apposition des Corneallappens keine Rede sein konnte, das andere zählt aber allerdings mit, Es war das rechte Auge eines polnischen Juden, dessen linkes von einem unserer berühmtesten Oculisten durch Reclination operirt worden war. Das linke Auge war durch Netzhautablösung amaurotisch geworden, — das rechte, auf dem ich operiren sollte, war durch eine zähe Cataract mit mittelgrossem, weissen Kern und nicht vollständig reifer Corticalis so erblindet, dass bei gewöhnlicher Pupille Nichts gesehen wurde, bei ad maximum dilatirter die Bewegung einer Hand. Quantitative Lichtempfindung war überall bis an die Grenze des Gesichtsfeldes gut erhalten. Die Operation ging ohne nennenswerthe Zufälle bis auf einen starken Collaps der Cornea; nachher keine Schmerzen, aber grosse Unruhe, viel Sprechen, Umherwerfen, Schlaflosigkeit ohne Fieber. Ich öffnete das Auge wenige Stunden nach der Operation, die Cornea hatte sich gehoben und lag glatt an, die Iris erschien nicht wesentlich verändert; während der Besichtigung presste Patient so gewaltsam die Augenlider gegen einander und damit wohl gleichzeitig die Muskeln gegen den Augapfel, dass der humor aqueus herausspritzte, ohne das Iris vorfiel oder die Cornea einsank. Ich legte sofort einen festen Druckverband an. Nach 2 Tagen hatte sich in der Hornhaut concentrisch mit dem Limbus und an seiner innern Grenze ein etwa $1/2'''$ breiter Eiterring gebildet, wie wenn ein totales Gerontoxon gelb geworden wäre, und trotzdem, dass der Lappen anlag und verklebt war, griff die Eiterung in wenigen Tagen über die ganze Cornea Platz und endete mit Erweichung der Hornhaut und Panophthalmitis. War das frühzeitige Oeffnen des Auges Schuld an dem unglücklichen Ausgange? Ich glaube es nicht, denn ich schritt zur Untersuchung nur wegen der oben genannten Veränderungen im Allgemeinbefinden, die ich auf einen lokalen Grund zurückführen zu müssen glaubte, es waren also schon wenige Stunden nach der Operation verdächtige Zeichen eingetreten. Möglich bleibt es immer, dass das Aufplatzen der kaum verklebten Wunde den entzündlichen Process gesteigert hat. Zu anderen Gründen des traurigen Ausganges fehlt mir jeder Halt; der Kranke war in den sechziger Jahren, wenn auch mager und mit weissem Haar, so doch lebhaft, von kräftigem Gange und Haltung, seine Haut war welk und dünn, aber nicht mehr als die vieler seiner Altersgenossen, die sehend entlassen worden sind. Die Operation an sich verlief gut genug, um zu der Erwartung eines günstigen Endes zu berechtigen. Ob die Reclination ein günstigeres Resultat gehabt hätte? Ich glaube kaum. Vor wenigen

Jahren war die linke Cataract von gechickter Hand reclinirt worden sicher, als noch keine Netzhautablösung vorhanden war, und was war das Ende davon gewesen? Totale Amaurose! Es scheint hier einer von den seltenen Fällen vorzuliegen, in denen das Auge aus Gründen, deren Erkenntniss vor wie nach der Operation vollkommen verschlossen ist, gegen operative Traumen der differentesten Art auf eine unerwartet traurige Art reagirte.

Wenn dieser Ausgang unter über 100 Operationen der einzige unglückliche gewesen, so wird man es mir nicht verargen, wenn ich die Methode für vollständig oder nahe zu sicher erkläre; ich glaube das Recht hierzu weniger aus der absoluten Zahl deduciren zu können, als aus dem Vergleiche mit den in den ersten 6 Jahren meiner Praxis nach der älteren Methode Operirten, von denen mit Schwankungen etwa der 10te bis 13te an Suppuratio corneae zu Grunde ging. —

Ich habe meiner Extractions-Methode, bei der ein im Verhältniss zu dem Linsendurchmesser grosser Hornhautschnitt regelmässig mit einer Iris-Excision verbunden wird, die fast absolute Sicherheit eines günstigen Erfolges vindicirt, kann das aber nur dann gelten lassen, wenn die Operation in tiefer Narcose ausgeführt wird. Ein so entschiedener Gegner der Narcose bei Cataract-Extraction ich nach den Principien meiner Lehrer und aus manchen theoretischen Gründen früher gewesen bin, so sicher habe ich mich davon überzeugt, dass alle Unannehmlichkeiten des Chloroforms nicht in Betracht kommen, wenn man dagegen den grossen Nutzen desselben für das Endresultat der Operation in die Wagschaale legt. Ich weiss wohl, dass ich mit dieser Behauptung in entschiedenen Widerspruch zu den Vorschriften bedeutender Ophthalmologen trete, muss sie aber trotzdem strictissime aufrecht halten. Vielleicht wird eine Prüfung der gegnerischen Gründe und eine Untersuchung, in wie weit die bisher angegebenen Contraindicationen der Extraction durch Cloroform zu beseitigen sind, zu Gunsten meiner Ansicht entscheiden können. Hören wir zuerst Arlt's gewichtige Stimme: (l. c. p. 306.) „Die verschiedenen Ophthalmostaten sind nach meiner Ansicht nicht nur überflüssig, sondern auch nachtheilig, indem sie Schmerz und Reaction von Seiten der Muskeln erregen. Sie können überdies höchstens Behufs der Fixirung während des Hornhautschnittes angewendet werden. Zur Anwendung von Schwefeläther, Chloroform oder von einer Mischung von beiden habe ich mich niemals entschliessen können, indem man nicht sicher sein kann, ob nicht **Erbrechen oder konvulsivische Muskelbewegungen** nachkommen." — Pilz räth (l. c. p. 937.) die Operationen immer im Liegen des Patienten ohne Chloroform-Inhalationen vorzunehmen. — Ausführlicher finden wir die Frage von Zehender behandelt: (l. c. p. 466.) „Obwohl wir Jüngken's reichhaltige Erfahrungen sehr hoch schätzen, so können wir doch nicht umhin, uns auf das Entschiedenste gegen den Gebrauch des Chloroforms bei Staaroperationen zu erklären. Die verhältnissmässig freilich nur sehr seltenen Fälle lethaler Folgen lassen uns den Gebrauch dieses Mittels überhaupt nicht als völlig indifferent und gefahrlos erscheinen. Wir sind daher im Allgemeinen der Ansicht, dass der Gebrauch des Chloroforms auf lange dauernde und schmerzhafte und ausserdem noch auf solche Operationen zu beschränken sei, bei denen anderweitige, entschiedene Vortheile zu erreichen sind. Die Staaroperationen gehören aber weder zu den lange dauernden, noch zu den schmerzhaften Operationen, und die anderweitigen Vortheile, nämlich die vollkommene Ruhe des Augapfels können mit ungleich geringerer Gefahr und mindestens eben so sicher durch Fixation mittels eines Ophthalmostaten erreicht werden. Wir würden übrigens während der Operation die unwillkürlichen Reflexbewegungen bei unvollkommener Anästhesie oder bei Wiederkehr des Bewusstseins weit mehr fürchten, als willkührliche Unruhe oder die krampfhaften Contractionen der Lid- und Bulbus-Muskeln unfolgsamer oder allzu sensibler Kranker. Ueberdies halten wir das beim Chloroformgebrauch selten ausbleibende Erbrechen für einen dem günstigen Erfolge der Operation höchst gefährlichen Zufall und würden schon allein aus diesem Grunde die Anwendung jenes Mittels widerrathen. Nur der höchste Grad moralischer Zaghaftigkeit könnte in seltenen Fällen das Cloroform rechtfertigen, wenn nämlich ohne dieses die Operation gänzlich aufgegeben werden müsste." — Der im letzten Satze angewandte Conjunctivus „könnten rechtfertigen und aufgegeben werden müssten" giebt mir wohl das Recht anzunehmen, dass Zehender noch kein so hoher Grad von moralischer Zaghaftigkeit vorgekommen ist. So war es mir in den ersten 5 Jahren meiner Praxis auch ergangen. Ich hatte in der festen Ueberzeugung von der Verderblichkeit des Chloroformirens alle erdenkliche Mühe angewandt, die Kranken durch Berühren des Augapfels auf den Reiz der Instrumente vorzubereiten, hatte das Fixiren nach oben und nach unten üben lassen und trotzdem von Zeit zu Zeit Umklappen des Corneal-Lappens oder Glaskörper-Vorfall durch starken Muskeldruck erlebt. Ich nahm ihn mit dem Troste hin, dass die unwillkührlichen Bewegungen während der Narcose wohl noch viel schlimmere Folgen gehabt haben würden. Endlich wurde ich durch eine Patientin zum Narcotisiren gezwungen. Es war eine etwa 50 Jahre alte Frau Q., die ursprünglich an günstige, äussere Verhältnisse gewöhnt, durch den unerwarteten Tod ihres Mannes in grosse Noth gerathen und gezwungen war, sich und ihren Kindern den Lebensunterhalt durch Handarbeiten zu erwerben. In der ersten Zeit reichte ihr Gesicht dazu aus, aber schon seit fast 2 Jahren hatte erst das rechte, dann das linke Auge nicht mehr die Dienste leisten wollen. Die unausgesetzte Angst, durch totale Erblindung erwerbsunfähig zu werden, und die mit jedem Monate sich mehr begründende Ueberzeugung, dass ihre Krankheit durch keine ärztliche Hülfe aufzuhalten sei, hatten die Frau im Missverhältniss zu ihren Jahren zu einer Greisin gemacht: welke, runzliche Haut — frühzeitig ergrautes Haar — Hinfälligkeit und Abmagerung in hohem Grade, dabei Schlaflosigkeit aus Sorge um ihr und ihrer Kinder Loos. Es war mir sehr darum zu thun, der Armen vor Eintritt totaler Erblindung zu helfen; ich wollte deshalb auf einem Auge die Operation einer halbreifen Cataract wagen. Zu diesem Zwecke schien mir die neuerdings von Dr. Mooren angegebene Methode „der Iridectomie vor der Extraction," die ich öfter mit günstigem Erfolge angewandt hatte, am geeignetsten; ich hoffte durch sie das Accouchement der Linse zu erleichtern und gleichzeitig für die Cortical-Reste, die nothwendiger Weise zurückbleiben müssten, Raum zu schaffen, — aber schon bei der Iridectomie, die ich als Vorbereitung für den damals üblichen, obern Bogenschnitt nah oben anlegen musste, stiess ich auf namhafte Schwierigkeiten; die Kranke presste in ihrer Angst die Augenlider krampfhaft zusammen, jede Berührung der Bindehaut wurde von spastischen Muskel-Contractionen gefolgt, der Einstich mit der Lanze konnte deswegen nur unter Fixation gemacht werden, und als ich beim langsamen Ausschneiden die Fixir-Pincette entfernen liess, schnellte der Bulbus mit solcher Heftigkeit nach oben, dass ich kaum zur Zeit mit dem Instrumente hinauskam; in demselben Momente lag die Iris in der Wunde und die vordere Augenkammer war bis oben hin mit Blut gefüllt. Noch viel schlimmer erging es mir mit der eigentlichen Iridectomie; denn so oft ich den Prolaps berührte, um ihn hervorzuziehen, drehte sich der Augapfel schnell gegen die Pincette, so dass mir Nichts übrig blieb, als wieder zu fixiren, das Vorgefallene hervorzuziehen und abzuschneiden. Darauf wurde auf die bekannte Weise versucht, das Blut aus der vorderen Kammer zu entleeren, aber je mehr ausfloss, je schneller strömte neues nach; es blieb kein Zweifel, dass sich bei dem gewaltsamen Hervorpressen der Iris am Schlusse des ersten Operationsaktes eine spontane Dialyse gebildet hatte. Als Bestätigung fand sich nach etwa acht Tagen neben der grossen, grade nach oben gerichteten Pupille und etwas nach innen von ihr eine zweite durch Dialyse enstandene, die Scheidewand zwischen beiden, bildete ein $^3/_4'''$ breiter, in die Einstichsnarbe eingeklemmter Irisstreifen. — Nach diesen Antecedentien sollte der unreife Staar entfernt werden. Die Kranke bat inständigst um baldige Operation, erklärte aber selbst, dass es ihr unmöglich sein werde, sich ruhig zu erhalten; Versuche, den Augapfel allmälig an die Berührung zu gewöhnen, schlugen fehl. Was war anzufangen? Allmälige Discision widersprach (abgesehen von der Unsicherheit des Erfolges) dem Wunsche der Kranken, die bald arbeitsfähig werden wollte, Reclination einer halbreifen Cataract in der sicheren Voraussicht einen Theil der klebrigen Masse in das Corpus vitreum zu drücken, den Rest zurücklassen zu müssen, hiess das Auge sicher zu Grunde richten, — Extraction unter convulsivischer Thätigkeit der Augenmuskeln? Eines schien so schlimm als das Andere. Es blieb keine Wahl, als der Versuch einer tiefen Anaesthesirung, die mit grossem Widerstreben begonnen, nach vielen Unterbrechungen durch Convulsionen und Vomitus endlich so weit gebracht wurde, dass die Conjuntiva ohne Reaction von Seiten der Kranken mit der Pincette gefasst werden konnte. In diesem Zustande wurde glatt und schnell extrahirt, die Frau erwachte erst einige Stunden nach Anlegung des Verbandes und ertrug ihr Krankenlager mit einer Ruhe, die wir bisher von ihr nicht gewöhnt waren; ebenso erfolgte die Heilung schnell und ohne Hindernisse; eine nicht adhärente membranöse Cataracta secundaria wurde einige Monate später auf den Wunsch der Kranken noch aufgeschlitzt und das Sehvermögen (vor der letzten Discision Jaeger 5 mit $+ 2^3/_4$) bis auf Jaeger 1 mit $+ 2^3/_4$ gebracht. Kurze Zeit darauf versuchte ich die Extraction unter Narcose an einem aus Westpreussen hergeschickten Staarkranken, der ausser Stande war vorgeschriebene Bewegungen mit den Augen willkürlich auszuführen und dem ich mich schwer verständlich machen konnte, weil er nur der polnischen Sprache mächtig war. Der Operation, die schnell und leicht ausgeführt wurde, folgte ein fast ununterbrochener 24stündiger Schlaf, aus welchem der Patient ohne das geringste Bewusstsein dessen, was mit ihm vorgefallen, erwachte: die Heilung des Lappens war nach 5 Tagen unter geringer Injection des Auges vollendet, und das schliessliche Sehvermögen erreichte einen seltenen Grad der Vollkommenheit. — Nach diesen beiden Erfahrungen, zu denen ich durch die Noth der Verhältnisse gezwungen worden war, begannen meine antinarcotischen Grundsätze zu schwanken, ich beschloss wenigstens in den Fällen wieder zum Chloroform zu greifen, in denen mir seine Anwendung zur Beseitigung bekannter Gefahren nicht ganz ungerechtfertigt erschien; auf diese Weise mehrten sich allmälig meine Indicationen für die Narcosen, bis sich die Ueberzeugung von der Unentbehrlichkeit derselben bei mir feststellte. Näheres über die Art sie auszuführen und über ihre Vortheile theile ich weiter unten bei der Beschreibung der Operationsmethode mit, während ich jetzt zu Zehender zurückkehre.

Seiner Behauptung, dass die vollkommene Ruhe des Augapfels mit ungleich geringerer Gefahr und mindestens eben so sicher durch Fixation mittelst eines Ophthalmostaten erreicht werde, ist keineswegs beizutreten, wenn man wie ich die Lebensgefährlichkeit der Narcosen fast gleich 0 setzt. Weil man nämlich den Augapfel nicht länger als bis zur Contrapunction fixiren darf, so lässt sich vermittelst eines Ophthalmostaten die vollkommene Ruhe des Augapfels bis zum Ende der Operation nie herstellen, — weil ferner unruhige Bewegungen während der Einführung des Cystitoms oder der Iridectomie leicht Verletzungen der Iris oder Glaskörpervorfall zur Folge haben können, so ist trotz der Fixation die Gefahr für das Auge noch immer gross genug, dagegen lässt sich unter Chloroform mit ausserordentlich seltenen Ausnahmen die Conjunctiva und der Bulbus bis zum Ende der Extraction zerren, ohne dass die Augenmuskeln unruhig werden, und es lässt sich jeden Augenblick der höchste Grad der Anaesthesie wieder erreichen, wenn im Verlaufe der Operation eine Unterbrechung eintreten musste. — Wenn Zehender ferner die unwillkürlichen Reflexbewegungen bei unvollkommener Anaesthesie oder bei Wiederkehr des Bewusstseins weit mehr fürchtet, als die krampfhaften Contracturen der Lid- und Bulbus-Muskeln bei unfolgsamen oder sensibeln Kranken, so kann ich ihm darauf erwidern, dass man die unwillkürlichen Reflexbewegungen bei unvollkommener Anaesthesie bei meiner Art zu operiren, deshalb nicht zu fürchten hat, weil ich als Signal für den Beginn der Operation die volle Unempfindlichkeit der mit der Haken-Pincette gefassten Bindehaut betrachte, d. h. weil ich nicht eher operire, als bis ich mich von der Vollständigkeit der Anaesthesia conjunctivae überzeugt und, wenn mir das nicht ausreichend erscheint, auch noch die Insensibilität der Cornea konstatirt habe. Bei halber Narcose, so lange die Kranken auf Reizung des Auges durch Orbicularis-Krampf reagiren, werden allerdings gefahrvolle Reflexbewegungen gewiss eben so häufig eintreten, als sie bei der Wiederkehr des Bewusstseins nach vorhergegangener tiefer Narcose ausbleiben; denn die Wiederkehr des Bewusstseins erfolgt meistens langsam und ruhig, wenn die Narcose nicht durch plötzliche gewaltsame Erweckungsversuche unterbrochen werden muss, die Kranken pflegen im Halbschlafe zu liegen, ihr orbicularis oculi ist erschlafft selbst, wenn andere Muskelgruppen unwillkürliche Zusammenziehungen ausführen und für die seltenen Fälle, in denen die Augenlider unruhig werden, reicht ein Druckverband oder einige Züge Chloroform sicher hin, um sie wieder zur Ruhe zu bringen. Sollen diese Zufälle wirklich gefährlicher sein, als die Bewegungen sensibler Kranken, bei denen die Einführung des Cystitoms, das Accouchement der Linse, die Entfernung der Reste, die Excision der Iris — jeder Akt für sich allein das Auge auf's Spiel setzen kann? — Ueber die allgemeine Frage, „ob man das Chloroform nur bei lange dauernden und schmerzhaften Operationen anwenden soll", kann ich mich wohl aller Worte enthalten; ich gebe mich zufrieden, wenn Zehender die Anwendung desselben gestattet, wo anderweitige entschiedene Vortheile zu erreichen sind, und behalte mir vor, sehr bald diese Vortheile nachzuweisen; einen letzten Einwand aber habe ich noch zu berücksichtigen, es ist jedenfalls der stichhaltigste, derselbe, wegen dessen sich Arlt nie zur Narcose entschlossen hat, nämlich die **Gefährlichkeit des Erbrechens**. Diese mag ich, so glänzend meine bisherigen Extractions-Erfolge in der Nacrose gewesen, nicht leugnen, aber ich fürchte nur das Stunden bis Tage lange Würgen und Erbrechen nach der Operation, während ich es vor und während derselben für indifferent halte. Wie man gegen letzteres verfährt, bespreche ich später, es darf nicht oft vorkommen, weil es sich meistens durch Vorboten ankündigt, die bei einiger Aufmerksamkeit kaum zu übersehen sind und den Beginn der Operation contraindiciren.

Gegenüber der einzigen Gefahr des überaus seltenen, nachträglichen, unstillbaren Erbrechens stelle ich in dem Folgenden eine Menge Vortheile zusammen, die sich aus dem Verhältniss der Narcose zu den von gewissenhaften Beobachtern angegebenen Contraindicationen gegen die Extraction ergeben.

Tiefe Lage des Auges bezeichnet Arlt als Hinderniss für die Ausführung der Extraction, v. Graefe sagt (Archiv I. 2): „zu tief liegende Augen sind besonders bei fixirten Bulbus niemals eine Contraindication". Die Meinungsverschiedenheit sieht grösser aus, als sie ist. Arlt widerräth nämlich an einer andern Stelle die Anwendung von Ophthalmostaten; bei dieser Art zu operiren darf der Bulbus allerdings nicht zu tief liegen, weil eine reguläre Messerführung durch weit vorstehende Orbitalwände verhindert wird; operirt man aber an fixirtem Bulbus (und das dürfte jetzt die Regel sein), so hat es keine Schwierigkeit, den Augapfel gleichzeitig etwas nach vorne zu ziehen und so das Missverhältniss der Lage auszugleichen. In geringerem Grade bleibt dieselbe Unannehmlichkeit für die Einführung des Cystitoms nach Beendigung des Lappenschnittes; für solche Fälle muss man sich entweder nach dem jedesmaligen Bedürfnisse gebogener Instrumente bedienen oder unter Narcose operiren, wobei vorsichtige Fixation in keinem Momente unmöglich ist. — Glotzaugen erfordern nach v. Graefe Vorsicht und Operation in der Rückenlage;

Gründe sind bei der gelegentlichen Bemerkung nicht angegeben. Nach meinen Erfahrungen dürfte es die Furcht vor dem frühzeitigen Sprengen der Zonula Zinnii und consecutivem Glaskörpervorfall sein, die zur Vorsicht mahnt; ich habe öfter gesehen, dass bei sehr prominirenden Bulbis sofort nach Beendigung des Lappenschnitts das Corpus vitreum hervortrat und die Linse nach hinten drängte. Das Chloroform lähmt die Augenmuskeln, vermindert dadurch die Häufigkeit des Glaskörpervorfalls und ermöglicht die Beendigung der Operation mit günstigem Resultat auch dann, wenn frühzeitiges Vortreten des Glaskörpers nicht zu verhindern war. Die Lappenextraction soll ferner contraindicirt sein bei „kindischen Greisen, Furchtsamen, Säufern, Epileptischen, Blödsinnigen". Ueber Blödsinnige habe ich keine Erfahrungen; nur einmal sah ich am Tage nach der Operation eine Geistesstörung ausbrechen, durch welche die Nachbehandlung sehr erschwert wurde. Patient fürchtete, von seinen Nachbaren vergiftet zu werden, wollte fortwährend, um sich gegen die vermeintlichen Giftmischer sein Recht zu suchen, aus dem Bette, an das er durch Handschlingen befestigt war; Anfangs gelang es ihm einmal, sich gewaltsam zu befreien und den Druckverband abzureissen, später wusste man das zu verhindern. Die Operation war Tags zuvor bei dem übermässig reizbaren Kranken in der Narcose leicht ausgeführt worden, das Schlussresultat war gut, die Geisteskrankheit hat sich, wie ich später erfahren habe, weiter ausgebildet. Ob es eine Operationsmethode giebt, die in solchen Fällen überhaupt indicirt ist, will ich nicht entscheiden; gewiss ist es, dass die Chancen für gute Erfolge sehr viel **geringer** sind, aber das wird wohl bei jeder Art zu operiren derselbe Fall sein. — Epileptische haben sich mir bisher nicht zur Operation gestellt. Aller Wahrscheinlichkeit nach wird man gut thun, eine operative Eröffnung der Augapfelwand in grösserer Ausdehnung zu vermeiden, damit die convulsivischen Muskelzusammenziehungen die Contenta nicht zu leicht herausdrücken können; es würde sich also Reclination oder bei recht harten Staaren allmälige Discisionen empfehlen, — aus der Praxis fehlt mir jedes Material zur Begründung der ausgesprochenen Ansicht, dagegen habe ich von „kindischen Greisen, Furchtsamen und Säufern" eine ausreichende Zahl aufzuweisen. Es giebt für alle drei Kategorieen kein besseres Hypnoticum als Chloroform. Sehr alte Leute schlafen nach tiefer Narcose den Tag durch mit kleinen Unterbrechungen, dann tritt bald die durch längeres Liegen hervorgerufene allgemeine Schwäche ein; grosse Unruhe hat man nicht zu fürchten, wenn die Hände befestigt wurden. Furchtsame, die während der Operation durch Unfähigkeit ihr Auge und ihre allgemeine Musculatur zu beherrschen jede Extraction vereiteln können, sind nach gehöriger Einwirkung des Chloroforms eben so ruhige Phantome, wie die Kühnsten; für die Nachbehandlung zeigt sich der grosse Vortheil, dass sie aus der Betäubung ohne die geringste Aufregung erwachen, die ihnen der operative Akt sonst auch bei glücklichstem Ausgange verursacht, dass sie im Gegentheile durch die unerwartete Nachricht, es sei Alles vorüber, zur Ruhe gebracht werden. Die Erfahrung lässt sich oft genug machen, dass solche Kranke keinen Glauben in die volle Anaesthesie setzen, die ihnen der Arzt verspricht, und dass sie nach beendigter Operation von der Grundlosigkeit ihrer Zweifel überzeugt, ihr Krankenlager in grösserer Ruhe abmachen. Von Säufern liefert unsere nördliche Armenpraxis ein grosses Contingent. Sie brauchen mehr Chloroform und pflegen ein längeres Stadium der Convulsionen zu haben, ihre Narcose erfordert mehr Vorsicht, als die beider eben genannter Gruppen von Schwächlingen, sie ist flüchtiger und muss von Zeit zu Zeit wieder aufgenommen werden, aber bisher habe ich sie noch immer für die erforderliche, kurze Zeit erreichen können und habe mich überzeugt, dass durch sie alle Schwierigkeiten während und manche nach der Operation beseitigt werden. Man darf die betäubende Wirkung des Chloroforms gerade für die nächsten Stunden nach der Operation nicht zu gering anschlagen; sie leistet der vorläufigen Verklebung des Corneallappens Vorschub. Sind die Potatoren beim Erwachen gar zu unruhig, so thut eine kleine Quantität Brandwein oder ein paar Dosen Opium die besten Dienste; ich habe sie, wenn irgend verdächtige Symptome kamen, sehr früh gegeben. — Von anderen störenden Momenten wird grosse Unruhe der Augenlider und Augen mit Recht als Contraindication gegen Lappen-Extraction hervorgehoben. Ich brauche kaum zu bemerken, dass die Narcose Beides während der Operation eliminirt; nachher sorgt der Charpieverband für möglichste Ruhe des orbicularis. Wenn ich noch schliesslich der Complication mit Scleroticochorioiditis posterior gedenke, die namentlich von Arlt beim Lappenschnitt gefürchtet wird, so würden sich die bisher aufgezählten Uebelstände etwa unter drei Gruppen subsumiren lassen, von denen für die ersten beiden der Vortheil der Narcose schon jetzt feststeht: 1) solche, die die Beendigung jedes einzelnen Operationsaktes aus unberechenbaren Gründen unmöglich machen können (tiefe Lage des Auges, grosse Beweglichkeit der Lider, kindisches Benehmen imbeciller alter Leute, grosse Furcht, Säuferunruhe etc.), 2) solche, die bei der Nachbehandlung die Heilung durch eigene Schuld verhindern, 3) solche, bei denen wegen der Beschaffenheit des Auges Ausfluss von Glaskörper vor oder nach dem Linsenaustritt zu fürchten ist (Glotzaugen, Scleroticochorioiditis posterior etc.)

Ueber den Glaskörper-Ausfluss oder Vorfall und über sein Verhalten zur Narcose erlaube ich mir einige ausführlichere Bemerkungen. Man fürchtet den Glaskörper-Austritt am meisten vor der Entfernung des Linsensystems, weniger gleichzeitig mit demselben, oder im letzten Tempo bei der Entfernung der Linsenreste oder bei der Irisexcision; man fürchtet ferner mehr den Austritt des gesunden, als des verflüssigten Glaskörpers. Aussickern eines verflüssigten Glaskörpers hat bei partieller Synchysis und, wenn nicht der Ausfluss zu grosser Quantitäten intraoculare Ergüsse zur Folge hat, Nichts zu bedeuten, weder wird die Apposition der Wundränder vereitelt, noch stehen eitrige Entzündungen zu befürchten, weil der atrophische, aufgelöste Glaskörper nicht leicht der Heerd panophthalmitischer Processe wird. Anders steht es mit dem Prolaps des normalen corpus vitreum. Er verhindert immer die unmittelbare Berührung der Corneal-Wundränder und kann deshalb direkt zur suppuratio corneae führen; er hat meistens wahrscheinlich wegen der unmittelbaren Reizung des Pupillarrandes mehr oder weniger heftige Iritiden, später Verziehungen der Pupille zur Folge, er zieht häufiger entzündliche Veränderungen im übrigen Glaskörper nach sich, die zu Obscurationen und Herabsetzung des Sehvermögens oder auch zu eitriger Entzündung führen können, er kann endlich, wenn er sehr schnell erfolgt, von intraocularen Blutungen und Netzhautablösung begleitet werden. Alle diese Uebelstände können bei Glaskörperaustritt vorkommen und kommen nicht selten vor, wenngleich jedermann weiss, dass mitunter unter der Decke des Compressiv-Verbandes auch hier überraschend gute Heilungen beobachtet wurden, an denen Niemand unschuldiger war, als der Operateur selbst. — Der Glaskörpervorfall kann ferner nicht nur Entzündungen nach der Operation im Gefolge haben, sondern er kann auch die Beendigung der Extraction unmöglich machen; tritt er nämlich kurz vor oder unmittelbar nach der Kapseleröffnung ein, so sind bekanntlich alle Druckversuche auf den Augapfel zur Entfernung der Linse nicht nur unfruchtbar, sondern direkt schädlich; je mehr man drückt, desto mehr Glaskörper tritt vor die Linse und durch die Schnittwunde, desto weniger gelingt es, der Linse habhaft zu werden. Den älteren Ophthalmologen war die Fruchtlosigkeit aller Versuche, die Extraction unter solchen Umständen zu beendigen, sehr wohl bekannt, wenn sie vorschrieben, bei Glaskörpervorfall den Kranken sofort hinten über zu legen, das Auge fest zu verbinden, und die Sache sich selbst zu überlassen; Andere haben gerathen, den Daviel'schen Löffel hinter die Linse zu führen und sie so schnell als möglich herauszufischen. Wer selbst unter solchen Verhältnissen operirt hat, wird zugeben, dass vor Beendigung dieses höchst misslichen Verfahrens je nach der Unruhe des Kranken unbestimmt viel Glaskörper hervorstürzen kann und trotzdem das Gelingen der Auslöffelung mit einem so ungeeigneten Instrumente, wie es der Daviel'sche Löffel für solche Zwecke ist, sehr zweifelhaft bleibt. —

Giebt man mir die eben angeführten Folgen des frühzeitigen oder nachträglichen Glaskörper-Vorfalles als möglich zu, so wird man sich des Erstaunens nicht erwehren können, in Eduard Jaeger's Schriftchen „über Staar und Staarextraction" p. 37. folgende Sätze zu finden: „das schnelle Austreten der Linse, welches bei gleichzeitigem Vorfalle von Glaskörper selbst mit solcher Heftigkeit auftritt, dass die Linse 1 bis 2 Schuh vom Auge entfernt zu Boden fällt, kann an und für sich nicht als ungünstiger Zufall angesehen werden" und „der Vorfall des Glaskörpers bis zu einem Drittheile desselben wurde nicht als ein nachtheiliger Zufall angesehen, da im Gegentheil die folgende Reaction geringer zu sein pflegt, was auch die vorgekommenen Fälle bestätigen." Der erste Satz ist in der Allgemeinheit, in der er aufgestellt ist, gefährlich und wird durch die Wörtchen „an und für sich" zu wenig eingeschränkt; wer ihn acceptirt, darf sich nicht scheuen beim schweren Linsendurchtritt den Druck auf den Bulbus bis zur Ruptur der Zonula zu forciren — ein Verfahren, das ich für verwerflich halte, und auf jede Weise zu vermeiden rathe; es lässt sich meist durch Iridectomie und immer durch Iridectomie mit nachträglicher Einführung der Waldau'schen Löffel umgehen und muss umgangen werden, weil es zwei grosse Gefahren gleichzeitig einschliesst, einmal den schon an und für sich keineswegs gleichgültigen Glaskörpervorfall und dann die Möglichkeit einer intraocularen Blutung oder Netzhautablösung, für die die Chancen um so schlimmer werden, je plötzlicher die Entleerung der Contenta Statt findet. (Analogien dafür haben wir genug bei Traumen der Sclera und Cornea mit prolapsus lentis et corporis vitrei). — Der zweite Jaeger'sche Satz ist theilweise bekannt. Man findet auch schon bei älteren Schriftstellern, dass Verlust von einem Drittel Glaskörper nicht absolut verderblich, bei manchen sogar, dass er nicht schädlich ist. Es ist ein Missbrauch willkürlich gewählte Zahlen nachzuschreiben, denn die Zahlen grade prägen sich leicht ein, geben den Schein der Sicherheit und machen vergessen, wie man zu ihnen gekommen ist. Mit dem Drittel des Glaskörpers befinden wir uns jetzt allmälig auf dem Standpunkte, dass unrechtmässiger Weise daran geglaubt wird. Jaeger geht aber noch einen Schritt weiter: „bei dem Vorfall soll die folgende Reaction geringer sein." Geringer, als wobei? als bei der normal verlaufenden Extraction, die ganz ohne Reaction vorübergehen kann, oder bei dem Durchschnitt der ziemlich gut oder ziemlich schlecht verlaufenden Extractionen? Ich gestehe meine Unwissenheit über das, was Jaeger gemeint hat, und bin aus den nächst vorhergehenden oder folgenden Sätzen ausser Stande, einen Aufschluss zu gewinnen. Wenn ich aber auch von dem Comparativ absehen will, so bleibt der Sinn des Satzes doch immer der, dass dem Vorfall des Glaskörpers eine gewisse antiphlogistische Wirkung beigelegt wird, und das ist eine Art Antiphlogose, die meiner bescheidenen Ansicht nach Operateur und Operirter allen Grund haben, sich höflichst zu verbitten. Wenn man die allgemeine Frage bei der Extraction nicht in folgendem Sinne stellt: „wie viel kann ein menschliches Auge von seinem Besitzer und dem Operateur aushalten, ohne sicher ruinirt zu werden?", sondern umgekehrt: „welches sind die Uebelstände, die die an und für sich gefahrlose Bildung eines Hornhautlappens zu einem gefährlichen Verfahren machen können," so werden wir das Vortreten des Corpus vitreum immer zu den wichtigsten und hauptsächlichsten Hindernissen für die günstige Heilung des operirten Auges rechnen müssen; diesem Hindernisse entgegenzutreten ist die tiefe Chloroform-Narcose von unschätzbarem Werthe. Vor allen Dingen verhindert sie mit ziemlich grosser, wenn auch nicht vollständiger Sicherheit starke Contractionen des Orbicularis oculi und der sich an das Auge selbst inserirenden Muskeln; nur in sehr seltenen Fällen tritt grade in dem Momente, in dem der Lappen beendigt ist oder die Kapsel geöffnet wird, ein Muskelkrampf ein und die Zonula Zinnii platzt. Dann hat man sofort eine Hand voll weicher, ungeordneter Charpie mit der vola manus und so, dass die Fingerspitzen den margo supraorbitalis überragen, gegen die geschlossenen Lider zu drücken und eine frische Dosis Chloroform aus nächster Nähe (wo möglich ohne Zutritt atmosphärischer Luft) einathmen zu lassen. Es tritt sehr bald hierauf der Moment der Muskelerschlaffung ein, während dessen man das Auge öffnen kann, ohne dass eine Spur von Glaskörper ausfliesst. Ich glaube, auf diesen Vortheil gar nicht nachdrücklich genug aufmerksam machen zu können. Während man bei der gewöhnlichen Art zu operiren kaum wagen darf, die Augenlider noch einmal von einander zu ziehen, ohne dass eine beliebige, der Quantität nach nur von der grösseren oder geringeren Reizbarkeit des Patienten abhängende Menge corpus vitreum herausgepresst wird, so hat man in der vollständigen Erschlaffung der Muskeln unter Chloroform (so vollständig, wie sie auch der stärkste Wille oder die grösseste Passivität nicht hervorzubringen vermag) ein Mittel, das den Glaskörper ruhig in seinem Niveau erhält. Diese Ruhestellung ist von grösster Wichtigkeit bei der Complication der Cataract mit Scleroticochorioiditis posterior und Synchisis corporis vitrei, sie genügt, um die Furcht vor frühzeitigem und zu massenhaftem Glaskörperausfluss zu beseitigen, sie erleichtert ausserdem ein operatives Verfahren, das grade für die prognostisch ungünstigen Fälle noch glänzende Resultate liefert. Dieses Verfahren besteht in dem Herausschöpfen des ganzen Linsensystems aus dem Auge mit einem der von Waldau erfundenen Löffel. Sollte sich Waldau's Methode der Auslöffung im Allgemeinen und namentlich innerhalb der von ihm gesteckten Grenzen nicht Eingang in die operative Ophthalmologie verschaffen, so werden die von ihm angegebenen und erfundenen Instrumente doch sicherlich einen bleibenden Werth behalten; sie sind unentbehrlich und die bedeutendste Bereicherung, die unser Instrumenten-Apparat in der neuesten Zeit erfahren hat. Während an dem alten Daviel'schen Löffel das ganze Linsensystem nach allen Richtungen ab- und wieder in den Glaskörper gleiten kann, ohne dass der Ungeschicklichkeit des Operateurs die Schuld beizumessen ist, so schlägt es nie fehl, mit einem von Waldau's Instrumenten die Linse sicher nach vorn zu drängen und längs der hintern Hornhautwand aus dem Auge heraus zu befördern. Dass die Einführung des Instrumentes sowohl, wie die weitere Handhabung desselben in einem vor unwillkürlichen Muskel-Contractionen geschützten und unter möglichst geringem Druck stehenden Auge fast alles Gefährliche verliert, lässt sich a priori erwarten und ist mir durch eclatante Beispiele bewiesen worden, deren noch in dieser Schrift oder vielleicht bei anderer Gelegenheit einmal ausführlich gedacht werden wird. —

Mit der Begründung, warum die Chloroform-Narcose bei der Lappen-Extraction des grauen Staares nicht zu entbehren, ist die allgemeine Motivirung der wesentlichsten Modificationen, durch die sich meine Operationsmethode von den bisher gebräuchlichen unterscheidet, beendet. Ich gehe zu einer genauen Beschreibung des ganzen Operationsaktes über, weil ich dieselbe für diejenigen Fachgenossen zweckmässig erachte, die die Richtigkeit meiner Ansichten praktisch zu prüfen beabsichtigen; daran knüpft sich wohl noch eine oder die andere Frage, die in dem Vorigen nicht angeregt werden konnte.

Die Vorbereitungen zu der Operation bestehen darin, dass dem Kranken etwa 24 Stunden vorher keine grössere Mahlzeit und wenige Stunden vorher keine festen Speisen gereicht werden; man hat davon den Vortheil, dass nicht zu leicht Erbrechen eintritt. Die Narcose habe ich immer durch reines Chloroform ohne Apparat bewerkstelligt. (Mischungen von Aether mit Chloroform sind nicht versucht worden). Von den mir bekannten Apparaten mit Ventilen halte ich Nichts: erstens, weil der einzige Vortheil, der ihnen zugeschrieben wird, nämlich der geringere Verbrauch von Chloroform bei dem jetzigen, niedrigen Preise des Medicamentes keine Rolle spielt, dann aber (und das scheint mir ein sehr gewichtiger Einwand), weil die Wahrscheinlichkeit asphyctischer Zufälle durch alle Apparate erheblich gesteigert wird. Es wird nämlich bei einem gewissen für die Operation noch nicht geeigneten Anfangs-Stadium der Betäubung die Respiration so flach, dass die Klappen, die die atmosphärische Luft abschliessen, nicht mehr gehoben werden; von diesem Momente an athmen die Kranken ganz reinen Chloroformdampf und verfallen leicht in Erstickungsnoth. War es schon a priori anzunehmen, dass schnelle Betäubung mit wenig Chloroform nur zu ermöglichen ist, wenn das wenige in concentrirterem Zustande inspirirt wurde, — war es dadurch sehr wahrscheinlich geworden, dass mit der geringeren Quantität des inspirirten Narcoticum die Erstickungsgefahr bei gleicher Anaesthesie sich eher steigern, als vermindern muss, — so haben die Erfahrungen, die ich und andere mit öffentlich angepriesenen Inhalations-Instrumenten gemacht, die Ueberzeugung von der factischen Unbrauchbarkeit derselben in mir befestigt. Für die Cataract-Extraction sind alle Apparate ganz besonders ungeeignet, weil die oft nothwendige Unterbrechung und Wiederaufnahme der Narcose voraussetzt, dass man dem Kranken eine ziemlich umfangreiche Maschine schnell und genau anschliessend gegen die Nase drücke, — eine Manipulation, die seine Unruhe für die ersten Augenblicke sicher nicht vermindern dürfte. Ich rathe deshalb Anfangs eine mehrfach zusammengelegte Compresse, deren Rückseite zweckmässiger Weise mit Wachsleinwand bezogen ist, in 2 bis $2^{1}/_{2}''$ Entfernung vor das Gesicht zu halten und den Patienten einige tiefe Inspirationen machen zu lassen; geht es damit zu langsam, so giesst man frisch auf und drückt die Ränder der Compresse so um Mund

und Nase zusammen, dass möglichst wenig Luft hinzutreten. kann; dann folgen meistens einige heftige Schluckbewegungen und die Narcose ist ein Ende weiter vorgeschritten, aber keineswegs zur Operation ausreichend. Aus diesem Stadium der ersten Narcose gehn die Kranken, wenn man sie aus etwas grösserer Entfernung und unter freiem Zutritt von atmosphärischer Luft ruhig Chloroform weiter einathmen lässt, entweder unmerklich oder durch eine Anzahl Convulsionen oder auch durch wiederholtes Erbrechen in die eigentliche Narcose über, die sich ziemlich zuverlässig durch tiefe schnarchende Respiration und durch Langsamwerden des vorher beschleunigten Pulses zu erkennen giebt. Die beiden letzt genannten Symptome, bei denen man zweckmässiger Weise zu chloroformiren aufhört, brauchen noch nicht eingetreten zu sein und dennoch kann die Operation begonnen werden, wenn auf Fassen der Conjunctiva mit der Hakenpincette keine Contractionen des orbicularis palpebrarum erfolgen; freilich hat man dann auch mehr Aussicht, durch frühzeitiges Erwachen des Patienten zu Unterbrechungen genöthigt zu werden. — Ist die Narcose vollständig, so wird der Kranke in demselben Bette, in dem er liegen bleiben soll, so weit gehoben, dass der vor ihm auf dem Bettrande sitzende Operateur keine Schwierigkeiten für die Führung des Messers und des Cystitoms hat; der hinten oder zur Seite stehende Assistent zieht mit den Fingern die Lider auseinander, die freie Hand des Operateurs fixirt innen und unten den Bulbus mit Waldau's Pincette, die andere stösst das Beer'sche Staarmesser am Corneoscleralrande aussen durch die Cornea, schiebt es schnell parallel der Iris durch die vordere Kammer, um es an dem correspondirenden Corneoscleralrande innen durchzustossen, dann schiebt sie das Messer genau in derselben Richtung noch bis gegen das Ende der Klinge vor und zieht es, gleichviel ob der Corneallappen gebildet ist oder nicht, wieder zurück. Eine genauere Bestimmung des Cornealschnittes halte ich nicht für thunlich. Vorausgesetzt, dass man immer gleich grosse Lappen bilden will und dass alle Hornhäute gleiche Durchmesser haben, so wird sich allerdings nach festgestellter Stelle des Ein- und Ausstichspunkts ohne Schwierigkeiten ein Messer construiren lassen können, welches bis auf eine gewisse Grenze vorgeschoben, einen Lappen von der gewünschten Grösse und Form bildet. Da sich aber die Höhe des Lappens nach der vorher taxirten Grösse des Linsensystemes zu richten hat, so kann man nur ungefähr nach der Erfahrung einmal ein etwas schmäleres, ein anderes Mal ein etwas breiteres Keratom wählen, und wird sich darauf gefasst machen, dass einmal der Cornealschnitt vor vollständiger Vorschiebung des Messers beendigt ist, während ein anderes Mal eine mehr oder weniger kleine Brücke bleibt. Letztere im Zurückziehen des Messers oder gar durch Druck nach unten zu trennen halte ich für unzweckmässig, weil mir jede Veränderung der Operationsebene nach Abfluss des humor aqueus misslich erscheint. Ich extrahire nur nach unten und wähle den Ein- und Ausstichspunkt $\frac{1}{2}'''$ unter dem horizontalen Meridian des Auges, wenn ich sehr voluminöse Linsensysteme extrahire, etwas tiefer bei kleinem Kern und zäher Rinde, sehr viel tiefer bei der Extraction der Cataracta secundaria. Die Breite des Lappens bleibt immer um die Breite des limbus grösser, als bei der alten Methode, die Wunde fällt immer in den gefässhaltigen limbus und unten meistens in die Conjunctiva. Ist die Cornea beim ersten Vorschieben des Messers überall getrennt, so wird die Capsel mit v. Graefe's Cystitom geöffnet, eine etwa vorhandene Conjunctivalbrücke mit der Scheere in einer Entfernung von etwa $2'''$ von der Cornea durchschnitten und dann an das Accouchement der Linse gegangen; ist eine Cornealbrücke stehen geblieben, so trenne ich diese nach der Kapselöffnung mit dem stumpfspitzigen Messer und dann die Conjuntivalbrücke mit der Scheere. — Die Lösung der Linse aus ihrer Kapsel geschieht ohne oder wenigstens bei sehr geringem Muskeldruck; man hat deshalb ohne Furcht mit der Rückenfläche des Daviel'schen Löffels oder sehr viel besser mit dem das obere Augenlid haltenden Daumen den oberen Linsenrand so nach hinten zu drücken, dass der untere gegen die Iris und dann über den Pupillarrand sofort hinaustritt. Ist es so weit, so schiebt man mit ein paar Lidbewegungen von oben nach unten den festen Linsentheil mit dem, was ihm am nächsten adhärirt, oder, wenn die Linse gleichmässig hart ist, die ganze Linse aus ihrer Kapsel heraus. Sind Linsenreste zurückgeblieben, so versucht man sie nach der von v. Graefe gelehrten Methode nach dem Pupillargebiet hin zu disloziren, um sie dann durch leichtes Lüften des Lappens mit dem bald sich ansammelnden humor aqueus hinausspülen zu lassen; **öfteres Einführen des Daviel'schen Löffels halte ich mit für das Schlimmste, was man der Hornhaut und Iris bieten kann.** Nachdem die Linse mit dem grössesten Theile der zurückgebliebenen Reste entfernt ist und man sich davon überzeugt, dass die Narcose noch tief genug oder sie erforderlichen Falls erneuert hat, nimmt der Assistent wieder beide Augenlider, während der Operateur mit einer stark gebogenen Pincette ein möglichst breites Stück des untern Irissegmentes fasst, es bis an den Ciliarrand hervorzieht und kurz an dem Lappenrande abschneidet (ist unten ein grosses Stück Conjuntiva stehen geblieben, so thut man gut etwas von der Seite einzugehen). Dann wird der Conjunctivalsack von Blut und abgestreiften Linsenstücken gereinigt und der von Arlt und v. Graefe empfohlene Charpieverband angelegt.

Zufälle, die der Operationsmethode an sich zukommen.

1) Der Kranke kann in jedem Momente aus der Betäubung erwachen. — Geschieht es noch vor der Contrapunction (was ich nie gesehen habe), so wird vielleicht das Klügste sein, dass man das Messer schnell herauszieht und ein ander Mal unter günstigen Verhältnissen operirt; die Verwundung ist dann so klein gewesen, dass eine sichere und schnelle Vernarbung zu erwarten steht. Erwacht der Kranke vor Beendigung des Hornhautschnittes, so rathe ich unter keinen Umständen zu excidiren, weil im Momente des Ausschneidens durch convulsivische Muskelbewegungen die Contenta hervorgeschnellt werden könnten. Es wird dann am gerathensten sein, dass der Assistent das obere Augenlid langsam senkt, während der Operateur das Messer herauszieht, ohne seine Ebne zu verändern, und mit den flach angelegten Fingern der freien Hand einen Ballen Charpie gegen die geschlossenen Lider drückt. Gleichzeitig wird dem Kranken Chloroform dicht vorgehalten und nach eingetretener Narcose so verfahren, wie ich es oben beschrieben habe, wenn die Cornea auf den ersten Schnitt nicht vollständig getrennt ist. Erwacht der Kranke bei der Einführung des Cystitoms, so hat das kaum etwas zu sagen, da der Augapfel fast immer nach oben ausweicht; eben so wenig schadet ein plötzliches Erwachen der Augenmuskelspannung beim Linsendurchtritt, man hat dabei nur mit dem Fingerdrucke nachzulassen oder wenn man zu starkes Pressen fürchtet, die Lider zu schliessen, Charpie anzudrücken und weiter zu chloroformiren. Bedenklich für die Beendigung der Operation kann das Erwachen bei der letzten Iridectomie werden. Ist der Bulbus noch collabirt, Iris und Cornea etwas eingesunken,

dann hat man Nichts zu fürchten, — ist der Bulbus durch inzwischen eingetretene Muskel-Action praller, liegt die Cornea in ihrem Niveau, die Iris kurz dahinter, dann steht das Corpus vitreum stark nach vorne, die tellerförmige Grube ist planer geworden und der geringste Muskeldruck als Reaction gegen das Fassen der Iris kann die Hyaloidea sprengen, Glaskörper entleeren und neben den sonstigen Nachtheilen die Ausführung der Iridectomie unmöglich machen. Es ist deshalb durchaus nothwendig, vor dem letzten Operationsakte eine tiefe Narcose herzustellen, und wenn der Operirte beim Einführen der Pincette oder Fassen der Iris noch im Geringsten reagirt, abzustehn und von Neuem zu chloroformiren. —

An das Erwachen mit Druck der Augenmuskeln schliesst sich die Möglichkeit des **Erbrechens während der Operation** an. Es kündigt sich meiner Erfahrung nach fast immer durch plötzliches Schnell- und Kleinwerden des Pulses und sehr häufig durch einige Schluckbewegungen an; zeigen sich diese Symptome, so hat man immer noch Zeit, jedes einzelne Tempo zu beenden oder wenigstens ohne Schaden zu unterbrechen. Bringt man dann den Kranken schnell in die sitzende Stellung und hält mit der flachen Hand einen Ballen Charpie gegen die geschlossenen Lider, ohne gegen eine einzelne Stelle einen besonderen Druck auszuüben, so geht das stürmischste Erbrechen und Würgen ohne Schaden für das Auge vorüber und nach Beendigung desselben kann die Narcose ruhig fortgesetzt werden. — Den ersten der genannten Zufälle habe ich nie, die übrigen sehr selten erlebt. Ich hielt es für meine Pflicht, aller Erwähnung zu thun, damit man mich keiner theoretischen Vorliebe für die Narcose zeihe, sondern mir glaube, dass die dringende Empfehlung derselben erst aus der auf empirischen Wege gewonnenen Ueberzeugung hervorgegangen, dass die gefürchteten, scheinbar grossen Gefahren bei richtigem Verhalten des Operateurs nicht vorhanden seien.

2) Ist die Narcose tief, so kann man nach dem Abflusse des humor aqueus und sehr viel mehr noch nach der Entfernung der Linse auf collapsus corneae rechnen. Der Muskeldruck auf die Wand des Augapfels ist aufgehoben, die Contenta sind weniger geworden, also sinkt die Wandung und vor Allem die Cornea durch Luftdruck nach innen. Man sieht mitunter nach der Extraction die Iris mit dem Pupillartheile stark nach hinten überfallen, also einen nach vorne offenen Trichter darstellen, während die Cornea so einsinkt, dass ihr sonst convexester Punkt der tiefste wird und etwa im Niveau der tellerförmigen Grube zu liegen kommt. — Von diesem in geringerem Grade sehr häufigen Zufalle habe ich nie einen Nachtheil gesehen; will man ihn **während** der Operation beseitigen, so erweckt man den Kranken, lässt ihn einigemal die Augen leicht öffnen und schliessen (kurz die Thätigkeit der Augenmuskeln in den Gang kommen), und kann dann sehen, wie sich die nach hinten gesunkenen Theile wieder heben; operirt man trotz eingesunkener Cornea und Iris zu Ende, so lege man den Druckverband nicht eher an, als bis sich der humor aqueus angesammelt und auf diese Weise die Lage der Contenta regulirt hat; ich halte es nicht für zweckmässig, die schon collabirte Cornea noch stärker zu comprimiren, sondern lasse nach dem Erwachen aus der Narcose das Auge 5 Minuten bis $^1/_2$ Stunde ohne Verband, bis sich die vordere Augenkammer vollständig gefüllt hat.

3) Gleich nach Beendigung des Lappenschnittes kann ein Theil des unteren Iris-Segmentes vorfallen. Ich pflege denselben, wenn es angeht, durch in die Höhe streichende leise Bewegungen mit dem unteren Augen-

lide zu reponiren und erst am Ende der Operation zu excidiren. Mein Hauptgrund dafür ist der, dass die Irisexcision nicht immer ohne Blutung auszuführen, und dass noch so geringe Blutspuren in der vorderen Augenkammer die genaue Beobachtung des Pupillargebietes nach der Entfernung der Linse erschweren. Lässt sich die Reposition nicht bewerkstelligen, so versucht man die Operation bei bestehendem Prolapsus zu beendigen; tritt zu viel hervor, so dass Dialyse zu befürchten ist, so schneidet man den Vorfall ab. Das Prolabiren der Iris gehört zu den häufigen und bei richtiger Behandlung absolut unschädlichen Ereignissen.

4) Reicht der Fingerdruck nicht aus, um im total entspannten Auge oder bei sehr zähem Zusammenhange zwischen Kapsel und Linse das Accouchement der Linse zu bewerkstelligen, dann hat man, nachdem man die Ueberzeugung von genügender Oeffnung der Kapsel gewonnen, die Iridectomie vorher zu unternehmen und damit wenigstens einen Widerstand zu beseitigen; es erfolgt dann der Linsenaustritt leichter. Man wird nicht oft dazu genöthigt, kann aber immer so verfahren, wenn man von forcirtem Fingerdruck keinen Erfolg erwartet oder nicht sicher ist, ob man nicht vielleicht mit oder vor der Linse Glaskörper hervorpresst.

5) Blutung nach der Iridectomie. Sie ist gleichgültig. Einige Male das Blut aus der vorderen Kammer abfliessen zu lassen, ist bei offen stehendem Lappen sehr leicht, wenn man mit dem untern Lide den untern Wundrand nach hinten drückt, mit dem oberen den Lappen etwas abstehen macht und gleichzeitig nach unten streicht. Ersetzt es sich sehr schnell, so wiederholt man die Manipulation nicht zu oft, sondern legt den Druckverband an. Der schlimmste Zufall ist ein Coagulum in der Pupille, das später durch Atropin unschädlich gemacht wird.

6) Blutung aus der Conjunctiva, fast regelmässig nach dem ersten Schnitt, hat keine Bedeutung. Sie steht bald unter dem Druck der Lider. Natürlich macht sie eine kleine Unterbrechung der Operation nöthig. Das wäre eine Anzahl von Zufällen, die durch meine Methode zu operiren hervorgerufen werden, von denen aber keiner, wie oben gezeigt ist, einen nennenswerthen Einfluss auf das schliessliche Operationsresultat ausübt.

Nach Beendigung der Operation wird der Conjunctivalsack von etwa hineingefallenen Corticalresten und von Blutcoagulis gesäubert; auf letztere hat man hier mehr Acht zu geben, als bei den anderen Methoden, weil die Lappenbildung immer von etwas Blutung begleitet wird. Sind noch viel Corticalreste im Auge zurückgeblieben, was bei unvollkommnen reifen Cataracten leicht der Fall ist, oder gelang es nicht, ein hinreichend breites Stück Iris zu excidiren, so kann man einige Male Atropin-Solution einträufeln, hat aber auch bei recht starker Lösung auf keine grosse Wirkung zu rechnen. Die Narcose unterhalte ich, wenn der Augapfel nicht sehr collabirt ist, bis zur Beendigung des Verbandes, weil mich die Erfahrung gelehrt hat, dass die erwachenden Kranken gegen die Berührung der Bindehaut mit Schwamm oder Pincette mitunter lebhaft reagiren. — Der Verband, den ich anlege, ist gleich oder doch wenigstens in allem Wesentlichen nachgebildet dem von Arlt ursprünglich angegebenen und, wenn ich nicht irre, erst später von v. Graefe modificirten; er besteht aus einem nassen, einfachen Leinwandläppchen, das vom oberen Orbitalrande bis zum Iochbogen reicht und leicht an die Lider angedrückt wird, aus geordneter Charpie, mit der die Vertiefungen der Orbita gepolstert werden, und aus einer Portion loser Charpie, die über dem Ganzen durch eine 2 Finger breite, mit einer Schnalle versehenen Binde festgehalten wird. Ich verbinde immer beide Augen gleichzeitig und in ganz gleicher Weise, weil Bewegungen des gesunden Auges mehr zu fürchten sind, als des operirten, und pflege bei Kranken mit sehr unruhigem Orbicularis noch einen etwa $\frac{1}{3}''$ breiten und $1\frac{1}{2}''$ langen Streifen schwarzen englischen Pflasters von der Schläfe her über die Lidspalte zu legen, so dass etwa die kleinere Hälfte derselben unbedeckt bleibt. — Die Hände der Operirten werden durch Bandschlingen, die die Bewegung bis nach dem Auge hin verhindern, an das Bettgestell befestigt, jeder Kranke mindestens für die ersten 24 Stunden einer für ihn allein bestimmten Wärterin übergeben, die Tag und Nacht ihn zu beobachten und dafür zu sorgen hat, dass Anstrengung der Muskeln, Bewegungen des Gesichtes, Kau- und Schluckanstrengungen vermieden werden. Da die Heilung des operirten Auges so sehr wesentlich davon abhängt, dass in den Stunden kurz nach der Operation nichts die erste Verklebung störendes vorfalle, so habe ich immer darauf gehalten, dass auch von den unbemittelten Patienten jeder für sich eine zuverlässige und nur auf ihn angewiesene Wartung habe; es wird dadurch allerdings das gleichzeitige Operiren vieler Cataracten mitunter unausführbar gemacht, darauf muss man aber schon verzichten, wenn es das Interesse des Kranken erfordert. Diese Vorsicht, die mir unter keinen Umständen unnöthig erscheint, fällt bei der Operation unter Chloroform doppelt schwer ins Gewicht, weil nach dem ersten Erwachen aus der Narcose mehrstündiges Würgen und Erbrechen eintreten kann, das wohl im Stande sein dürfte, die Chancen der Heilung wesentlich herabzusetzen. Als ich auf die Wirkung des Chloroforms noch nicht genau achtete, habe ich einige Iridectomieen unter zwölf- bis sechsunddreissigstündigem Erbrechen, dem mit den gebräuchlichen Mitteln nicht beizukommen war, einen traurigen Ausgang nehmen sehen; in den letzten drei Jahren ist mir dergleichen nicht mehr begegnet. Mässiges Erbrechen kommt oft vor und scheint nicht zu schaden; die Wärterin muss den Kranken, um zu langes Würgen zu vermeiden, sofort in eine sitzende Stellung bringen und ihre flache Hand leicht gegen den Verband des operirten Auges anlegen; die anzuwendenden Mittel sind die bekannten. —

Einen **Aderlass** habe ich niemals gemacht, weder als Prophylacticum, noch bei eintretenden Schmerzen; ich würde mich auch nicht leicht dazu verstehen, da man local wirksame Antiphlogistica in Händen hat, deren Anwendung und Wirkung sich jeden Augenblick reguliren lässt. Hierzu rechne ich vor allen Dingen die Eiskälte; sie ist unzweifelhaft, wie bei so vielen operativen Traumen, auch nach der Cataract-Extraction das erste und bedeutendste Antiphlogisticum. Ich habe die Absicht gehabt, die von Esmarch empfohlenen kleinen Eisbeutel über dem Verbande zu appliciren, habe sie aber aus der von ihm angegebenen Quelle nicht erhalten können und deshalb bei meiner alten Art von Umschlägen bleiben müssen; diese bestehen aus einfach zusammengelegten, den Verband nach oben und unten überragenden Leinwandläppchen, die auf Eis erkältet und gewechselt werden, sobald sie sich merklich zu erwärmen anfangen. Die Indication für die Anwendung wird durch die Empfindung erhöhter Temperatur im operirten Auge gegeben; klagt der Kranke etwa eine viertel Stunde nach Anlegung des ersten Verbandes noch, dass das operirte Auge heisser ist, dann hat man sofort, auch wenn sich noch keine Schmerzen gezeigt haben, Umschläge zu machen und zwar so lange, bis in der subjectiven Wärmeempfindung beider Augen kein Unterschied mehr vorhanden ist; es existirt nur eine Contraindication gegen die Kälte und das ist die Angabe des Kranken, dass sie ihm unangenehm sei. Ich halte streng darauf, dass die Compressen Tag und Nacht hindurch mit der grössesten Regelmässigkeit alle paar Minuten gewechselt werden; ist inzwischen jede Spur von Hitzegefühl verschwunden, so versuche ich, ob schon selteneres Wechseln ertragen wird; geht es damit, so lasse ich allmälig aufhören, aber sofort wieder anfangen, wenn die Wärmeempfindung steigt. Auf diese Weise habe ich bei alternirenden Wärtern mitunter 2 bis 3 Tage und Nächte behandeln lassen, häufig bin ich schon mit mehrstündiger Application ausgekommen oder habe nicht zur Kälte schreiten dürfen. — Blutegel setze ich in den sehr seltenen Fällen, in denen bald nach der Operation trotz mehrstündigen Eisumschlägen die Temperatur des operirten Auges nicht sinkt, Ciliarschmerzen eintreten und die Kranken über Stiche mitten durch die Pupille oder über Völle und Spannung des Augapfels klagen — sichere Zeichen einer sehr akut auftretenden und schnell zur Panophthalmitis führenden, traumatischen Entzündung der Regenbogenhaut, deren energische Behandlung keinen Aufschub leidet. Von Mitteln, die einigen Erfolg dagegen versprechen, sind zu nennen: Eis, Blutentziehungen, Atropin. Mit dem ersten wird begonnen, weil es sich am leichtesten appliciren lässt und jedenfalls das unentbehrlichste ist. Leider ist es nicht gut möglich, ohne Gefahr für die Anheilung des frisch gebildeten Hornhautlappens gleichzeitig Atropin in wirksamer Art anzuwenden; Versuche, die ich mit innerlichem Gebrauche desselben, mit der endermatischen Methode, mit subcutanen Injectionen angestellt, haben mir die Ueberzeugung verschafft, dass eine einigermassen prompte und sichere Einwirkung auf die Pupille auf diesem Wege nicht zu erreichen ist. Ebenso hat sich die Einträufelung von einigen Tropfen Atropin in den Conjunctivalsack unmittelbar nach beendigter Operation selbst in Verbindung mit nachträglichen Durchfeuchtungen des Verbandes als unzureichend erwiesen. Demnach würde nichts Anderes übrig bleiben, als in Zwischenräumen von 5 bis 30 Minuten das Auge zu öffnen und das Medicament entweder in Form eines Augenwassers oder einer Glycyrrhin-Salbe zwischen die Augenlider einzupinseln, aber hierbei ist es kaum zu vermeiden, dass der Kranke auf den Reiz des fremden Körpers die Augenlider gewaltsam zukneift und so den kaum frisch verklebten Hornhautlappen aufreisst; es würden sich dann die Aussichten auf suppuratio corneae sehr viel ungünstiger gestalten, als wenn man das Auge unter gleichmässigem Verschlusse sich selbst überliesse. — Weil man demnach in den ersten 24 bis 36 Stunden schon auf ein hauptsächliches Antiphlogisticum gegen die Iritis, das Atropin, verzichten muss, so halte ich es für zweckmässig, wenigstens mit der Application der Blutegel nicht gar zu lange zu zögern, zumal da der Kranke durch die Art der Anwendung kaum in der Ruhe gestört wird. Ich lasse 4 Blutegel auf einmal vor das Ohr der Seite setzen, an der operirt worden ist, und immer von Neuem 2 bis 4, sobald die nächstvorhergehenden abgefallen sind, so dass jedes Mal in der Nähe der saugenden Blutegel noch eine Nachblutung unterhalten wird. Auf diese Weise wird mit Rücksicht auf die Kräfte des Kranken fortgefahren, bis entweder entschiedene Besserung (Nachlass der subjectiven Symptome) oder eitrige Entzündung des ganzen Augapfels eingetreten ist. Selbstverständlich eignen sich alte, decrepide Leute bei der Iritis traumatica ebenso, wie bei anderen Entzündungen selten für antiphlogistische Behandlung, dagegen habe ich es nicht gescheut, bei kräftigen Personen 40 bis 80 Blutegel nach einander saugen zu lassen, und es schien mir, als ob ein und das andere Mal der erste Sturm der Entzündung dadurch gebrochen worden sei. — Treten Schmerzen im Augapfel erst nach Verlauf mehrerer Tage ein oder zeigen sich intermittirende, nicht zu heftige Stiche kurz nach der Operation, so bin ich, seitdem regelmässig eine Iridectomie mit der Extraction verbunden wurde, nicht mehr genöthigt gewesen, über die Anwendung der Eisumschläge hinauszugehen.

Damit wäre die Therapie für die ersten Tage nach der Operation angegeben; man wird ihr wenigstens den Vorwurf nicht machen können, dass sie zu complicirt sei. Vom dritten Tage an beginnt die Nachbehandlung mit Atropin, zu deren Verständniss einige Bemerkungen über den Verlauf der Heilung vorangeschickt werden müssen.

Der Verlauf der Heilung hängt bei sonst exact ausgeführter Extraction von der Menge und Lage der Linsenreste und der Quantität des nach der Iridectomie in der Pupille zurückgebliebenen Blutes ab; der Grad der Iris-Quetschung ist gleichgültig, wenn nur ein hinreichend grosses Stück excidirt wird. In der Regel findet man am Beginne des zweiten Tages (früher habe ich das Auge nicht geöffnet) die vordere Kammer gefüllt, die Lappengrenze im Limbus unter Gefässbildung verklebt, Injection der Conjunctiva im Unterabschnitte des Augapfels, mitunter subconjunctivale Ecchymosen ex traumate, die Iris kaum verfärbt oder adhärirend. Zwischen dem dritten und fünften Tage pflegt sich die in dem vergrösserten Pupillargebiete sichtbare Linsenkapsel oder die auf ihr befindlichen Linsenreste ein wenig zu trüben — eine Erscheinung, die bei genauer Untersuchung mit seitlicher Beleuchtung kaum jemals vermisst wird; dabei verfärbt sich die Iris hyperämisch, kann aber trotzdem auf Atropin schnell und gleichmässig reagiren. Bis etwa in die erste Hälfte der zweiten Woche hinein sind die genannten Reizerscheinungen verschwunden, und es hängt dann von der grösseren oder geringeren Reizbarkeit des Auges gegen Licht ab, ob die Patienten am Ende der zweiten oder dritten bis vierten Woche entlassen werden. — An diesen vollständig normalen Verlauf reiht sich eine grosse Anzahl Fälle, in denen bald nach der Operation von Zeit zu Zeit abermals Hitzegefühl oder Empfindlichkeit eintritt, die nach vorübergehender Anwendung eiskalter Umschläge verschwindet. Untersucht man solche Augen am dritten Tage, so findet man den Hornhautlappen angeheilt, meistens auch schon die normale Quantität Kammerwasser, — aber das Pupillargebiet ist besonders in seiner unteren Hälfte durch graue Massen getrübt, welche Verwachsungen mit den Schenkeln der neu gebildeten Pupille eingehen; dabei ist die Farbe der Regenbogenhaut und ihre Contractilität verändert. Die grauen Massen sind Linsenreste, die unter Zutritt von humor aqueus aufquellend adhäsive Iritis erzeugt haben. Träufelt man in solchen Fällen starke Atropin-Lösung alle 10 bis 15 Minuten in's Auge, so verbreitert sich die ursprüngliche Pupille, wenn auch nicht immer regelmässig, nach oben, seltener nach den Seiten; man sieht Adhaesionen erst fadenförmig dünn werden, dann zerreissen — in der durch die Iridectomie neu gebildeten Pupille tritt die Wirkung des Mydriaticums spät oder gar nicht ein, so dass Cataracta secundaria zurückbleiben kann, die wegen des freien, centralen Pupillargebiets kaum Gegenstand einer späteren Operation wird; mitunter gelingt allmälig überall die vollständige Lösung der Synechieen, dann atrophiren die von der Iris abgelösten Trübungen so vollständig, dass sich später keine Spur derselben wieder erkennen lässt. Ganz ähnlich ist der Verlauf bei starken Blutgerinnungen nach der Iridectomie, die wegen collapsus corneae oder wegen profuser Nachblutungen nicht entfernt werden konnten. Nachdem in den ersten Tagen leichte und flüchtige Schmerz- und Hitze-Empfindung der Kälte-Anwendung gewichen, findet sich am dritten Tage die Iris verfärbt, die subconjunctivalen Arterien um die Cornea injicirt und in der Pupille ein rothes Coagulum; dieses wirkt, gleichviel ob es für sich allein besteht oder mit Rindenstücken gemischt ist, als fremder Körper, erzeugt Adhaesionen, die sich durch fortgesetzte Anwendung von Mydriaticis zerreissen lassen, und verwandelt sich endlich in einen grauen Niederschlag (Fibringerinnsel?), der mehr oder weniger vollständig resorptionsfähig ist. — Endlich habe ich nach einer sehr kleinen Zahl von Operationen unmittelbar die Zeichen auftreten sehen, bei denen ich früher mit Sicherheit Panophthalmitis vorhersagen konnte; es sind diess die oben erwähnten einzigen, bei denen die Application von Blutegeln in grösserer Anzahl nothwendig geworden und von günstigem Erfolge begleitet gewesen ist. —

Werfen wir auf die drei eben beschriebenen Vorgänge während der Heilung einen Blick mit Rücksicht darauf, in wie fern der eine oder der andere eine methodische Behandlung mit Mydriaticis nöthig macht, so dürfte sich, wie schon erwähnt, die Möglichkeit einer zweckmässigen Application des Mittels für die dritte Gruppe schwerlich eröffnen. Für die erste erscheint es kaum nöthig, das Auge einer Therapie zu unterwerfen, und doch hat mich die Erfahrung gelehrt, dass längere Zeit fortgesetzte Erweiterung der Pupille, bis jede Spur von Reizbarkeit vorüber, ihre ausserordentlich günstige Wirkung auf den Krankheitsverlauf ausübt. Ich habe oben erwähnt, dass sich vom dritten Tage an auch nach möglichst vollständiger Entfernung der Linse kleine Trübungen durch seitliche Beleuchtung nachweisen lassen, die spontan verschwinden können; sie sind auf Veränderungen der zerrissenen, mit ihrer inneren Fläche bloss gelegten und der Einwirkung des humor aqueus expouirten Kapseln zu beziehen und dürften sich bei der Unklarheit, in der man noch über die Pathologie der Linsenkapseln schwebt, vorläufig als traumatisch entzündliche Veränderungen ansehen lassen, die um so intensiver auftreten, je mehr sie durch den Reiz von Linsenresten complicirt werden, die bei enger wie bei erweiterter Pupille ihren ganzen bestimmten Verlauf durchmachen, — ein Beweis, dass sie ihre Entstehung nicht dem Contacte mit der hintern Irisfläche verdanken. Die Wochen lang fortdauernden Veränderungen der frei liegenden Kapseln können kaum als gleichgültig für die benachbarte Regenbogenhaut gedacht werden; wahrscheinlich ist ihr mechanischer Einfluss schon allein im Stande als Entzündungsreiz zu wirken. Ich glaube, dass auf diese Weise manche schleichende Entzündung zu erklären ist, die nach wohlgelungenen Extractionen im Laufe der zweiten bis vierten Woche beginnt und das ursprünglich vortreffliche Sehvermögen allmälig herabsetzt, und glaube mich deshalb berechtigt, eine mässige Anwendung der Mydriatica für die Nachbehandlung auch der best verlaufenden Lappenschnitte zu empfehlen, so lange noch Veränderungen und Schwankungen in der Beschaffenheit der Kapseln nachzuweisen sind. Zu diesem Zwecke genügt es, einige Tropfen Atropinlösung (gri auf 3 ii) des Morgens und Abends einzuträufeln, nachdem man von vorn herein durch eine etwas häufigere Anwendung des Mittels die Pupille ad maximum dilatirt hat. — Sind nach Extractionen Reste zurückgeblieben, die eine noch so geringe Iritis unterhalten, so ist die energische und consequente Anwendung des Atropin spätestens vom dritten Tage nach der Operation an aufs Strengste geboten; wir haben hier die zweite Kategorie des oben beschriebenen Verlaufes vor uns und sind im Stande, die viel gefürchteten und in ihrer Perniciosität sehr überschätzten Linsenreste unschädlich zu machen, müssen aber (auch wenn wir schon vom dritten Tage nach der Operation an atropinisiren) auf einige Hindernisse rechnen, nämlich: Trübung des Kammerwassers, welche die directe Einwirkung der Mydriatica erschwert, grössere Blutfülle oder Steifigkeit der Iris, Anlöthungen an die Kapsel durch entzündliche Exsudation, Intoleranz der Conjunctiva gegen längeren Atropin-Gebrauch. Diesen Umständen haben wir es zuzuschreiben, wenn die ersten Tropfen Atropin ohne Einfluss auf den Pupillendurchmesser bleiben und oft sogar Schmerzen erzeugen; lassen wir uns dadurch nicht abschrecken, sondern sehen es vielmehr als Indication zur Atropinisirung in kürzeren Intervallen an, so dauert es nicht lange, bis sich ein Theil der Iris (meistens der obere Pupillarrand) zurückzieht. Mag dieser Theil noch so klein sein, so ist doch viel gewonnen, weil sich von ihm aus die benachbarten Verwachsungen allmälig lösen, und damit die Gefährlichkeit der Iritis gebrochen ist; schlimmsten Falls hat man für spätere Zeit noch auf eine Cataracta secundaria zu rechnen, die kaum eine Nachoperation nöthig macht. Verzichtet man, durch die erste Reizwirkung abgeschreckt, auf das Atropin, ehe sich die Form der Pupille verändert hat, dann riskirt man nicht nur Verschluss der Pupille durch Exsudat, sondern auch noch schlitzförmige Verengerung derselben mit Dislocation nach unten; denn ebenso, wie der Pupillarrand durch die Einwirkung der Mydriatica von den Linsenresten abgezogen wird, gerade so wird er während der Schrumpfung der mit ihm verlötheten Linsenstücke zu diesen hinübergezogen. —

Man wird also bei der Nachbehandlung der mit

flagranter, traumatischer Entzündung auftretenden Fälle auf Atropin verzichten, dagegen nach der überwiegenden Mehrzahl der Extractionen vom dritten Tage an mit grössester Regelmässigkeit so lange atropinisiren müssen, bis eine Wirkung auf den Pupillendurchmesser sicher nachzuweisen ist. —

Ich komme nun auf die Fragen zurück, die ich mir auf pag. 3 gestellt habe, und beantworte die dritte:
„sind wir im Stande, die uns bekannten Gefahren des üblichen Extractions-Verfahrens durch Modificationen desselben zu beseitigen?"
entschieden bejahend, und zwar sind die Modificationen folgende: die Ausführung der Operation in tiefer Narcose, die Lappenbildung in der Corneo-Scleroticalgrenze und die Excision des beim Linsendurchtritt gequetschten Iris-Segmentes. Von der tiefen Narcose behaupte ich, dass sie den Muskeldruck herabsetzt, die Gefahr des Glaskörper-Vorfalls vermindert, die Fixation des Augapfels, wenn erforderlich, während der Dauer der ganzen Operation gestattet, die von Seiten unruhiger, reizbarer Patienten drohenden, krampfhaften Bewegungen verhindert und endlich immer für die ersten Stunden, mitunter für die ganze Zeit der Nachbehandlung eine der Wundheilung sehr förderliche Ruhe herstellt. Die Lappenbildung in der Scleralgrenze vermindert durch ihre Grösse die Quetschung der Iris und der Cornea beim Durchtritt der Linse, sie hat weder suppuratio noch necrosis corneae zur Folge (vielleicht weil Wunden im gefässhaltigen limbus besser, als in der gefässlosen cornea heilen), sie schliesst ihrer peripherischen Lage wegen die Nachtheile ungenauer Apposition der Wundränder aus, sie ermöglicht endlich — und darauf ist ein grosses

Gewicht zu legen — die Excision eines breiten, bis an den Ciliarrand reichenden Irisstückes. Für die Iridectomie möchte ich von den vielen bekannten hypothetischen Heilwirkungen an dieser Stelle keine in Anspruch nehmen, weil ich keine beweisen kann; es ist möglich, dass die Verminderung der exsudirenden Fläche die Gefahr der Entzündung herabsetzt, möglich, dass die geringe Blutung und der Collaps günstig wirken, vielleicht kommt auch die Herabsetzung des intraocularen Druckes, die allgemeine Heilwirkung der Iridectomie bei eitriger Keratitis in Betracht — ich weiss es nicht und habe keine Neigung zu therapeutischen Poesieen. Für wichtig halte ich erstens, dass der durch den Linsendurchtritt gequetschte Iristheil, also der eigentliche Entzündungsheerd, entfernt wird und zweitens einen Umstand, auf den ich durch das eigenthümliche Verhalten der Linsenreste aufmerksam geworden bin. Es musste mir auffallen, dass die häufig im Auge zurückgelassenen Rindenstücke, von denen die meisten Fachgenossen die deletären, traumatischen Entzündungen ausgehen lassen, bei meiner Methode sich in die neu gebildete Pupille senken und weder die Heilung des Hornhautlappens verhindern, noch gefährliche Iritiden erzeugen. Um zur Erklärung dieser Thatsachen zu gelangen, haben wir uns eine Idee von den Vorgängen zu machen, wie sie sich bei den überwiegend meisten Extractionen nach der Eröffnung der Kapsel gestalten: bei dem Accouchement der Linse wird ein Theil der corticalis in der Pupille abgestreift, er gleitet vor oder hinter die Iris oder legt sich in das Pupillargebiet, ein anderer kleiner Theil kommt gar nicht zum Austritt, sondern bleibt in der Aequatorial-Gegend zwischen den Kapseln oder tritt höchstens bis an die hintere Irisfläche. Von diesen Resten werden die vor der Iris oder in der Pupille sichtbaren durch die bekannten Bewegungen mit den Augen.

lidern sofort oder, nachdem sich etwas humor aqueus angesammelt hat, leicht entfernt; was geschieht mit den Stücken, die zwischen den Kapseln und hinter der Iris geblieben und unserer unmittelbaren Untersuchung unzugänglich geworden sind? Sie sollen durch Lidbewegungen in die Pupille geschoben und, wenn sie in dieser sichtbar geworden sind, auf die bekannte Weise entfernt werden — so wird uns gelehrt, und Mancher hat sich überzeugen können, wie grosse Geschicklichkeit berühmte Operateure dabei entwickeln, mit frisch sich ansammelndem Kammerwasser immer wieder neue Reste an das Licht zu fördern, ohne dass die vielen Manipulationen und die Ungeduld des Kranken den Glaskörper in Gefahr bringen, aber alle Erfahrung und Geschicklichkeit reicht nicht hin, um bei diesem Verfahren zu bestimmen, ob das geflissentliche Verschieben der Reste nicht mitunter Stücke hinter die Iris schiebt, die bisher ruhig zwischen den Kapseln und innerhalb derselben unschädlich geblieben waren, ob endlich Alles, was schaden kann, auch wirklich entfernt ist (den letzten Zweifel rechtfertigt die Erfahrung, dass bei genauer Untersuchung gut extrahirter Augen sich fast immer noch Linsenreste nachweisen lassen). Was aus den zurückgelassenen Rindenstücken wird, können wir uns ungefähr vorstellen, wenn wir an den Verlauf einer Discision denken, bei der der humor aqueus abgeflossen und die Pupille nicht dilatirbar ist; die Stücke können in dem frisch abgesonderten humor aqueus aufquellen und in ihm vollständig resorbirt werden, sie können ferner an der hintern Iriswand ankleben oder sich längs ihr senken, sie können das Pupillargebiet theilweise oder ganz verschliessen oder durch dasselbe hindurch in die neu sich bildende vordere Augenkammer fallen, auf deren Boden sie dann verschwinden, vielleicht auch hier und da einmal zur Ruptur der Cornealnarbe beitragen. Augenommen, dass der Pupillardurchmesser nach der Extraction der Linse klein ist, wie es durch die Verminderung der Bulbus-Contenta nothwendig bedingt wird, so lässt sich von den angeführten Ausgängen das Hindurchtreten durch die Pupille schwer erwarten, und man wird für die Mehrzahl der gelungenen Operationen annehmen müssen, dass günstige Resorptions-Verhältnisse oder leichte partielle Iritiden zu Stande gekommen sind, welche letztere das Gesammtresultat nicht trüben, während wir für einen Theil der Minderzahl, bei dem wir Iritis mit Pupillarverschluss oder glaucomatöse Iritis oder Iritis mit Vorbuckelung durch hinten angesammeltes Exsudat oder endlich eitrige Iridochorioiditis auftreten sehen, eine ausreichende Ursache des schlechten Ausganges in den durch Linsenreste bedingten ungünstigen mechanischen Verhältnissen finden. — Bei meinem Operationsverfahren stellen sich die Chancen anders; ich habe mich nicht gescheut, sehr unvollkommen gereifte Staare der Extraction zu unterwerfen und, wie ich oben bemerkt, immer denselben Befund erhalten: während der Hornhautlappen ungestört anheilt und der humor aqueus sich wieder herstellt, treten in die neue Pupille einzelne Linsenstücke, die vorübergehende oder seltner bleibende Verwachsungen mit den Rändern eingehen, dabei mässige Erscheinungen von Hyperaemie oder Entzündung der Iris und endlich günstige Heilung. Will man den Vorgängen nach der Discision nicht allen Werth für die Deutung der beobachteten Erscheinungen abstreiten, so liegt die Erklärung der Thatsachen nahe: der von den processus ciliares nach vorne dringende humor aqueus nimmt seinen Weg, wo er den wenigsten Widerstand findet, durch die etwa um das Dreifache nach unten vergrösserte Pupille, die von ihm mitgespülten Linsenreste bleiben nicht (wie bei der alten Methode) im Pupillargebiete fest von dem contrahirten sphincter eingeschlossen, sondern senken sich ihrer Schwere nach auf den Boden, wo sie durch Verklebung an den frischen Wundrändern der neu gebildeten Pupille haften. Weil diese Pupille Platz genug gewährt, so kommt es in den ersten zwei bis drei Tagen, und das ist die wichtigste Zeit, weder zu totalem Pupillarverschluss, noch zu massenhaften Ansammlungen hinter der Iris, also auch zu keinen directen Störungen der Corneal-Heilung; die späteren Entzündungen, wenn sie auch eine streng vorgeschriebene Behandlung erfordern und also nicht zu gering angesehen werden dürfen, schaden nicht mehr.

Zum Schluss würde ich noch zu bestimmen und zu begründen haben, welche Arten des grauen Staares mein Operationsverfahren unbedingt erfordern, welche es gestatten und welche es verbieten; ich habe zu diesem Zweck eine grössere Anzahl Krankheitsgeschichten von normal und abnorm verlaufenen Extractionen zusammengestellt, deren Veröffentlichung erfolgen wird, sobald es mir meine Zeit gestattet. Die Resultate, die mir aus diesen Beobachtungen hervorgegangen, sind folgende:

Die Operation ist contraindicirt:

1) Bei weichen, voluminösen Kinderstaaren.
2) Bei geschrumpften Kinderstaaren.
3) Bei Cataracta secundaria nach Staaroperationen.
4) Bei Schichtstaar.
5) Bei Epileptischen und Blödsinnigen. (?)

Anwendbar neben andern Methoden:

1) Bei geschrumpften Cataracten des späteren Alters.
2) Bei weichen Staaren des späteren Alters.
3) Bei Cataracta diabetica.

Als sicherste Methode indicirt:
1) Bei allen harten Staaren.
2) Bei allen zäh-klebrigen Staaren.
3) Bei kernhaltigen Staaren des mittleren Alters.
4) Bei Cataracta immatura.
5) Bei Cataracta accreta.
6) Bei Complication { mit Synchysis corporis vitrei, mit partieller Netzhautablösung.
7) Bei Staaren, deren Peripherie vor der Operation nicht untersucht werden konnte (in solchen Fällen hat man die Iridectomie gleich nach dem Hornhautschnitt zu machen).